T0197272

Warum Gespräche scheitern

Rainer Sachse

Warum Gespräche scheitern

Gelassen mit schwierigen Menschen umgehen

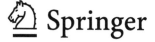 Springer

Rainer Sachse
Institut für Psychologische
Psychotherapie
Bochum, Nordrhein-Westfalen
Deutschland

ISBN 978-3-662-63474-5   ISBN 978-3-662-63475-2   (eBook)
https://doi.org/10.1007/978-3-662-63475-2

Die Deutsche Nationalbibliothek verzeichnet diese Publikation in der Deutschen
Nationalbibliografie; detaillierte bibliografische Daten sind im Internet über http://
dnb.d-nb.de abrufbar.

Fotonachweis Umschlag: © beachboyx10/stock.adobe.com
Umschlaggestaltung: deblik Berlin

Planung/Lektorat: Monika Radecki
Springer ist ein Imprint der eingetragenen Gesellschaft Springer-Verlag GmbH, DE
und ist ein Teil von Springer Nature.
Die Anschrift der Gesellschaft ist: Heidelberger Platz 3, 14197 Berlin, Germany

Vorwort

Einige Personen halten Psychologie für eine abgehobene „Elfenbein-Wissenschaft", die in der Praxis wenig zu bieten hat. Andere halten Psychologie für gänzlich irrelevant oder nebensächlich. Tatsächlich stoßen wir alle im Alltag jedoch ständig auf Situationen, die eine große Herausforderung für uns sind, die uns z. T. überfordern, ärgern u. ä. Und solche Situationen haben dann sehr viel mit Psychologie zu tun: Mit Interaktion, mit Interpretationen des Handelns anderer, mit eigenen Zielen, Empfindlichkeiten etc.

Und tatsächlich stellt die Psychologie heute sehr effektive Konzepte bereit, mit deren Hilfe man solche problematischen Situationen sehr gut analysieren, verstehen und bewältigen kann. Dies möchte ich in diesem Buch zeigen und damit auch deutlich machen, dass Psychologie eine sehr sinnvolle, praxisorientierte und relevante Wissenschaft ist.

Nordfriesland
21.04.2021

Rainer Sachse

Inhaltsverzeichnis

Über den Autor

Prof. Dr. Rainer Sachse ist Psychologischer Psycho-
therapeut, Begründer der „Klärungsorientierten Psychotherapie" und Leiter des Instituts für Psychologische
Psychotherapie (IPP) in Bochum; seine Arbeitsschwer-
punkte sind Persönlichkeitsstile und Persönlichkeitsstörungen. Er hat zahlreiche Bücher über Psychotherapie
und Persönlichkeitsstörungen verfasst, darunter einige
satirische Ratgeber, wie man seine Beziehung, seine
Karriere und sein Leben ruiniert; Rainer Sachse macht
komplexe psychologische Sachverhalte allgemein verständlich und stellt sie humorvoll und einfühlsam dar.

1

Einleitung: Worum es geht

In diesem Kapitel wird ausgeführt, was Thema und Anliegen des Buches sind: Wissen und Überlegungen zu schaffen, mit deren Hilfe eine Person besser mit problematischen Beziehungsgestaltungen umgehen kann, die sie ansonsten hilflos, ärgerlich o. a. machen.

Wir alle pflegen eine Vielzahl von Beziehungen und alle Interaktionspartner (IP) sind von ihrer Persönlichkeit her unterschiedlich. Viele von uns sind „pflegeleichte" Interaktionspartner, mit denen man leicht „klarkommt". Andere sind schwierig, sind empfindlich, fordernd, aggressiv, versuchen einen für ihre Zwecke einzuspannen u. ä.

Damit sind wir täglich in vielfältiger Weise Situationen ausgesetzt, bei denen es um Interaktionen geht: Man handelt einem IP gegenüber, der reagiert, man reagiert darauf usw.

© Der/die Autor(en), exklusiv lizenziert durch Springer-Verlag GmbH, DE, ein Teil von Springer Nature 2021
R. Sachse, *Warum Gespräche scheitern,*
https://doi.org/10.1007/978-3-662-63475-2_1

Einige solcher Interaktionssituationen sind angenehm, weil wir uns mit der Person und dem, was sie tut, wohlfühlen.

Viele Situationen sind neutral: Sie lösen weder positive, noch negative Affekte oder Emotionen in uns aus.

Immer wieder gibt es aber auch „schwierige Interaktionssituationen": Ein IP handelt in unvorhergesehener Weise, er reagiert gekränkt, beleidigt, aggressiv, was uns überraschen und hilflos machen kann. Es kann uns in eine Lage bringen, in der wir selbst nicht wissen, was wir tun sollen, ja in der wir sogar nicht verstehen, was der IP tut oder will.

Oder der IP versucht, uns zu manipulieren, uns zu Handlungen zu veranlassen, die wir nicht ausführen wollen, wir dann aber trotzdem ausführen, weil wir uns manipulieren lassen.

Alle solche sozialen Situationen kann man als „schwierige Interaktionssituationen" bezeichnen, also als Situationen, die man nicht schnell durchschauen kann, die man unter Umständen nicht versteht und in denen man nicht wirklich effektiv handeln kann, obwohl man dringend handeln müsste.

Dieses Buch dient dazu aufzuzeigen, wie man besser mit solchen Situationen umgehen kann: Wie man sie schnell erkennt, sie analysieren und verstehen kann und wie man dann konstruktiv damit umgeht.

2

Was sind schwierige Interaktionssituationen?

In diesem Kapitel wird erläutert, was soziale Situationen schwierig macht und warum daraus für eine Person Probleme entstehen können.

Alle Menschen nehmen zu einem großen Teil ihrer Zeit Kontakte zu anderen Menschen auf: Sie erzählen anderen von ihrem Leben, diskutieren über Politik, tauschen sich über Fußball aus, kommentieren das Handeln anderer, nehmen Stellung, kritisieren, fragen usw. usw.

Im Leben nahezu aller Menschen spielen *Beziehungen zu anderen Menschen* eine wesentliche Rolle: Beziehungen zu Partnern, Familienangehörigen, Freunden, Bekannten, Arbeitskollegen oder zu Leuten, die einem eher fremd sind wie Verkäufer, Vertreter, Politiker usw. Alle diese Personen, mit denen man Kontakt hat, sollen als *Interaktionspartner* (IP) bezeichnet werden, weil jeder Kontakt eine Interaktion ist: Man tut selbst etwas und der IP tut ebenfalls etwas. Jeder kann die Initiative ergreifen und von sich aus etwas tun oder er reagiert auf das, was andere tun.

Die Verhaltensweisen in Kontakten sind sehr *individuell:* Man sagt, was man denkt, was man selbst glaubt, was man beim anderen erreichen will usw. Und man tut das so, wie man es gelernt hat und wie man es möchte: Dadurch verhalten sich die meisten Menschen sehr individuell und unterscheiden sich im Detail von anderen. Das ist Teil ihrer Individualität.

Dennoch unterliegen die Kontakte in einer sozialen Gemeinschaft bestimmten *Regeln,* d. h. es gibt Konsens darüber, was man *im Allgemeinen* tun oder nicht tun sollte: Man sollte andere nicht verletzen oder beleidigen, man sollte höflich sein, andere respektvoll behandeln usw.

Solche *sozialen Regeln* hat (fast) jeder von uns in der Biographie gelernt und wir haben diese Regeln damit „zu unseren Eigenen" gemacht, es entwickeln sich sogenannte „Normen", also „Vorschriften für uns selbst", die uns sagen, was wir tun dürfen und sollen und was nicht.

Solche Normen (individuelle Standards) und Regeln (soziale Standards, also Erwartungen anderer an mein Handeln) sind sozial äußerst wichtig, denn sie regeln das Miteinander und machen einen IP *berechenbar:* Ich weiß, zumindest prinzipiell, was ich vom anderen erwarten kann, was der tun könnte und was er wahrscheinlich nicht tun wird. Ohne solche Normen und Regeln gibt es keine geordnete Kommunikation, sie sind die Elemente von dem, was man „Zivilisation" nennen kann.

Und ich brauche solche Berechenbarkeiten, wenn ich mich auf einen Kontakt mit einem IP einlassen soll: Ich muss mich darauf verlassen, dass ich nicht plötzlich abgewertet, angegriffen u. ä. werde und davon ausgehen, dass man mich respektvoll behandeln will usw. Ohne eine solche „prinzipielle Berechenbarkeit sozialer Interaktionen" würde ein soziales Chaos ausbrechen, was eine geordnete Gesellschaft unmöglich machen würde.

Dadurch entsteht eine Art von „Erwartungsraum": Ich gehe davon aus, dass, trotz aller Individualität und Überraschungen im Detail, ich dennoch annehmen kann, dass die Kommunikation als Ganzes in bestimmten Bahnen verläuft. Hält sich ein IP an solche Regeln, entstehen für mich in aller Regel auch keine schwierigen Interaktionssituationen: Es passiert das, was ich im Prinzip vorhersagen kann. Ich weiß zwar nie im Voraus, was ein IP *genau* tun wird, was *genau* mir ein IP erzählen wird, was er meint oder will, aber ich kann dennoch annehmen, dass er mich in bestimmter Weise behandeln wird und bestimmte Dinge eben nicht tun wird: *Die Kommunikation ist prinzipiell berechenbar.* Und da ich gelernt habe damit umzugehen, sind die daraus entstehenden Situationen auch bewältigbar. Und das genau ist wesentlich, denn es ermöglicht eine Kommunikation, einen sozialen Umgang miteinander, den Aufbau von Beziehungen usw.

Nun ist das zwar in der Regel so, nur leider gibt es dafür keine Garantien: Denn es gibt IP, die, aus bestimmten Gründen, mit denen wir uns noch befassen werden, von diesem Muster abweichen, die in einer Weise handeln, die den Regeln eben nicht entspricht, die eben nicht vorhersehbar war und auf die man deshalb auch nicht vorbereitet ist.

Zum Beispiel erzähle ich IP X, wie gut ich bei einem Examen abgeschnitten habe und erwarte, dass er darauf positiv reagiert, sich mit mir freut, mich lobt o. ä.; aber X lobt mich nicht, sondern reagiert ärgerlich, beleidigt und aggressiv. Offenbar habe ich ihn durch mein Handeln verärgert, ich habe irgendetwas bei ihm ausgelöst, was ich im Augenblick gar nicht verstehe. Das ist auch nicht erwartbar, ich verstehe es auch nicht, ohne dass ich über spezielles Wissen verfüge und ich weiß auch nicht, wenn ich darauf nicht geschult bin, wie ich darauf reagieren soll.

Oder ich bitte IP Y um einen Gefallen und der lehnt schroff ab und beklagt sich darüber, ich würde ihn immer ausbeuten, was aber in gar keiner Weise meiner Wahrnehmung entspricht. Ich realisiere also ein Handeln, das ich selbst als „harmlos" einstufe und von dem ich erwarte, dass es neutrale oder sogar positive Reaktionen erzeugen wird. Das tut es aber nicht: Es löst im Gegenteil negative, unter Umständen sogar sehr negative Reaktionen aus.

Oder ich sage IP Z, dass ich es gerne hätte, wenn er sich etwas anders verhält, ohne ihm etwas zu wollen, aber er reagiert äußerst gekränkt, beleidigt, ärgert sich und reagiert unter Umständen sogar aggressiv.

Oder meine Partnerin bittet mich, ihr ein Glas Sekt zu holen – ich gehe los, treffe einen alten Bekannten, rede mit dem und komme fünf Minuten „zu spät" mit dem Glas Sekt zurück, denke mir nichts Böses und werde äußerst aggressiv angeschrien: „Da kann ich ja gleich allein auf die Fete gehen, man kann sich überhaupt nicht auf Dich verlassen!" *o. ä.* Das kann mich, wenn ich über solches Handeln nicht Bescheid weiß, völlig fassungslos machen, *weil die Reaktion sich in keiner Weise verständlich aus der Situation ergibt.* Bei allem versuchten Verständnis kann einem da schon mal der Humor abhandenkommen.

Ein derartiges Handeln habe ich zwar ausgelöst (mein Handeln war der „Stimulus"), aber dennoch hat die Reaktion *im Wesentlichen etwas mit dem IP zu tun,* mit *dessen* Annahmen, Erwartungen und Interpretationen: Diese kenne ich aber oft gar nicht und weiß daher gar nicht genau, was ihn zu einem solchen Handeln veranlasst.

Oder ich bin in meinem Job schon überlastet, nehme an, dass alle Kollegen das merken und erwarte, dass sie sich rücksichtsvoll verhalten – und dennoch kommt Meier zu mir und sagt: „Du, ich habe heute Nachmittag etwas vor – könntest Du die Akte XY für mich bearbeiten? Du kennst Dich in dem Thema sowieso besser aus als ich und außerdem schuldest Du mir noch was!" Wenn ich auf ein solches Handeln nicht vorbereitet bin, kann ich unter Umständen fassungslos reagieren und die Akte annahmen, obwohl ich das gar nicht will und obwohl ich gar keine Zeit dafür habe.

In allen diesen Fällen tut ein IP etwas, was von den Erwartungen der Person abweicht. Das allein muss aber noch nicht ein Problem sein, da das Verhalten ja auch in einer positiven Weise abweichen kann: Ich dachte, dass ein IP auf meine Aussage neutral reagieren wird, tatsächlich reagiert er aber sehr freundlich. Dieses Handeln wird mich dann *überraschen,* es bringt mich aber nicht in Schwierigkeiten.

Ein Problem entsteht in aller Regel erst dann, wenn ein IP *mit seinem Handeln in negativer Weise von Erwartungen abweicht:* Ich erwarte, dass er neutral reagiert, aber er reagiert aggressiv; ich denke, dass er verständnisvoll ist, er nutzt aber die Situation aus.

In solchen Fällen ist die Handlung eben *nicht nur überraschend: Sie macht mir auch Probleme.* Denn ich bin persönlich betroffen, persönlich involviert, ich sollte deshalb handeln und das möglichst schnell, aber ich verstehe unter Umständen gar nicht, „was genau passiert", bin nicht vorbereitet, habe unter Umständen gar keine Handlungsstrategien zur Verfügung u. a. Ich kann also nicht in angemessener Weise und/oder nicht schnell genug reagieren.

Solche Fälle sind Beispiele für sogenannte *„schwierige Interaktionssituationen"*, also für Situationen,

- in denen ein IP ein Handeln realisiert, das von Regeln und Erwartungen abweicht und das ich deshalb auch nicht erwartet habe;
- das mich aber *persönlich betrifft,* das „mich meint", also für mich relevant ist;
- oder mich unter Umständen provoziert, verletzt, kränkt u. ä. oder das mich für seine Zwecke einspannt;
- für die ich aber entweder gar keine Handlungsalternativen habe oder durch die ich so irritiert bin, dass mir so schnell nichts einfällt;
- ich aber deutlich den Eindruck habe, ich *sollte* reagieren und zwar schnell;
- wobei aber der Zeit- und Handlungsdruck meine Kreativität und Problemlösefähigkeit zusätzlich blockiert.

Also handle ich entweder gar nicht oder mache spontan etwas, was aber im Grunde ungünstig ist, unsinnig ist, den IP in seinem Handeln bestärkt oder mich noch mehr in Schwierigkeiten bringt.

Ein wesentlicher Punkt, der sehr oft solches Handeln von IP so schwierig macht, ist, *dass ich nicht verstehe, was gerade passiert:* Ich verstehe nicht, was der IP genau macht, warum er es macht, was er eigentlich will und ich habe auch deshalb keine Ahnung, wie ich angemessen darauf reagieren kann.

Wenn ich in einem solchen Fall dennoch einfach spontan handele, dann ist das so, als wollte ich im Dunkeln ein Kaninchen jagen und würde einfach mal ins Dunkle schießen: Die Wahrscheinlichkeit, das Kaninchen zu treffen, ist gering, aber die Wahrscheinlichkeit, damit irgendwo erheblichen Schaden anzurichten, ist erheblich höher!

Ein unüberlegtes Handeln ist in solchen Situationen im Grunde wenig empfehlenswert.

Solche Arten von (problematischen) Handlungen können nun jedem Menschen mal unterlaufen: Auch jeder von uns bringt IP gelegentlich in solche schwierigen Situationen. Das liegt daran, dass wir alle aufgrund unserer Biographie an bestimmten Stellen empfindlich sind, heftiger reagieren als es notwendig wäre oder so reagieren, wie es ein IP eben nicht erwartet.

Daher sind Handlungen, die IP in schwierige Interaktionssituationen bringen, aus der individuellen Perspektive betrachtet *normal:* Sie kommen immer wieder vor und wir alle realisieren sie, also macht es keinen Sinn, sie als „pathologisch", „unmoralisch", „absonderlich" o.a. zu bezeichnen: Vielmehr sind sie ein integraler Bestandteil dessen, was man als „Mensch-sein" bezeichnen kann.

Allerdings gibt es hier Varianz: Es gibt Personen, die aufgrund eigener Empfindlichkeiten auf bestimmte Situationen häufig und heftig reagieren.

Es gibt aber auch Personen, die *in sehr vielen Situationen* unerwartet, heftig, unvorhersehbar reagieren und die deshalb IP sehr *oft* in schwierige Interaktionssituationen bringen.

Mit diesen Personen Kontakt zu haben oder haben zu müssen, kann sehr anstrengend, unangenehm, verunsichernd u. a. sein und eine Person vor große Herausforderungen stellen. Man hat irgendwann keine Lust mehr auf solche Personen, vermeidet Kontakt und baut natürlich auch keine wirklichen Beziehungen zu ihnen auf.

Solche Personen realisieren ein solches problematisches Interaktionsverhalten meist deshalb, weil sie sogenannte „Persönlichkeitsstile" oder sogar sogenannte „Persönlichkeitsstörungen" aufweisen (vgl. Sachse, 1997, 1999, 2001, 2002, 2004, 2013, 2018a, 2018b, 2019a, 2019b; Sachse et al., 2010): Sie weisen in ihrer Persönlichkeit Aspekte auf, die sie dafür prädestinieren, auf bestimmte Handlungen anderer „allergisch" oder sogar „hyperallergisch", also auf minimale Stimuli mit heftigen Reaktionen zu reagieren. („Hyperallergisch" ist eine Metapher, die deutlich machen soll, dass das Verhalten ähnlich funktioniert wie eine Allergie: Minimale Stimuli (z. B. Pollen) lösen eine äußerst starke, dysfunktionale Reaktion aus.) Etwas sehr Ähnliches passiert auch in der Psyche: Eine harmlose Frage („Hast Du die Prüfung geschafft?") löst bei einer Person, die bestimmte Selbstzweifel hat („Ich bin ein Versager.") eine Interpretation aus, die der Fragende nicht beabsichtigt und nicht vorhergesehen hat („Der glaubt wohl, ich habe die Prüfung wieder vergeigt!"). Und auf *diese Interpretation reagiert er* ärgerlich, weil er denkt: „Der wertet mich ab." Also wird er ärgerlich. Im Grunde reagiert er gar nicht auf die Frage selbst, sondern darauf, „was er mit der Frage macht"!

Und dies ist ein Aspekt, den Menschen gerne ignorieren: Dass keiner von uns wirklich auf „objektive Situationen" reagiert, sondern dass wir alle Situationen immer aufgrund unserer Annahmen, Einstellungen, Vorurteilen, Erwartungen usw. *interpretieren*. Und jeder Mensch interpretiert eine Situation ein bisschen bis massiv anders und wird deshalb auch ein bisschen bis massiv anders reagieren.

Personen können aber IP auch dadurch häufig Probleme machen, indem sie starke Neigungen haben, IP zu manipulieren, sie für eigene Zwecke „einzuspannen" und reagieren aggressiv, wenn IP sich nicht manipulieren lassen (vgl. Sachse, 2007, 2014, 2016a, 2016b, 2018a; Sachse & Sachse, 2018).

Wir alle sind im Alltag solchen schwierigen Interaktionssituationen ausgesetzt und wir alle kennen Personen, die uns häufig in solche Situationen bringen. Und solche Situationen können recht unangenehm sein.

In diesem Buch möchte ich den Lesern eine Möglichkeit eröffnen, besser mit solchen Situationen umgehen zu können. Ich möchte die Möglichkeit eröffnen zu verstehen, warum eine Person so reagiert, wie sie reagiert, was ihrem Handeln zugrunde liegt: Und daraus möchte ich Strategien ableiten, wie man als IP damit konstruktiv umgehen kann. Ich möchte auch erarbeiten, wie man schnell eine solche Situation erkennen kann, wie man sie analysiert und wie man schnell passende Strategien findet und wie man sich selbst vor ungünstigen, spontanen Reaktionen schützen kann.

Literatur

Sachse, R. (1997). *Persönlichkeitsstörungen: Psychotherapie dysfunktionaler Interaktionsstile.* Hogrefe.

Sachse, R. (1999). *Persönlichkeitsstörungen. Psychotherapie dysfunktionaler Interaktionsstile* (2. Aufl.). Hogrefe.

Sachse, R. (2001). *Psychologische Psychotherapie der Persönlichkeitsstörungen.* Hogrefe.

Sachse, R. (2002). *Histrionische und narzisstische Persönlichkeitsstörungen.* Hogrefe.

Sachse, R. (2004). *Persönlichkeitsstörungen. Leitfaden für eine Psychologische Psychotherapie.* Hogrefe.

Sachse, R. (2007). *Wie manipuliere ich meinen Partner – aber richtig.* Klett-Cotta.

Sachse, R. (2013). *Persönlichkeitsstörungen: Leitfaden für eine psychologische Psychotherapie* (2. Aufl.). Hogrefe.

Sachse, R. (2014b). *Manipulation und Selbsttäuschung. Wie gestalte ich mir die Welt so, dass sie mir gefällt: Manipulationen nutzen und abwenden.* Springer.

Sachse, R. (2016a). *Selbstverliebt – aber richtig* (9. Aufl.). Klett-Cotta.

Sachse, R. (2016b). *Wie ruiniere ich mein Leben – und zwar systematisch* (5. Aufl.). Klett-Cotta.

Sachse, R. (2018a). *Histrioniker – Mit Dramatik, Manipulation und Egozentrik zum Erfolg* (2. Aufl.). Klett-Cotta.

Sachse, R. (2018b). *Persönlichkeitsstörungen verstehen* (10. Aufl.). Psychiatrie-Verlag.

Sachse, R. (2019a). *Persönlichkeitsstörungen* (3. Aufl.). Hogrefe.

Sachse, R. (2019b). *Persönlichkeitsstile.* Junfermann-Verlag.

Sachse, R., & Sachse, C. (2018). *Wie ruiniere ich meine Beziehung – aber endgültig* (8. Aufl.). Klett-Cotta.

Sachse, R., Sachse, M., & Fasbender, J. (2010). *Klärungsorientierte Psychotherapie von Persönlichkeitsstörungen.* Hogrefe.

3

Schwierige Interaktionssituationen: Eine psychologische Begriffsbestimmung

> **Trailer**
>
> In diesem Kapitel soll genau psychologisch definiert werden, was man unter einer schwierigen Interaktionssituation versteht und welche psychologischen Prozesse an dem Zustandekommen einer solchen Situation beteiligt sind.
>
> Es soll vor allem auf die Bedeutung eigener Überzeugungen und subjektiven Interpretationen hingewiesen werden.

Nach der Beschreibung und ersten Klärung soll nun eine genauere Begriffsbestimmung erfolgen, was eine „schwierige Interaktionssituation" (SIS) ist.

Eine solche schwierige Interaktionssituation tritt ein, wenn

1. ein Interaktionspartner (IP) in einer bestimmten Situation ein Handeln realisiert, das eine Person nicht

R. Sachse, *Warum Gespräche scheitern,*
https://doi.org/10.1007/978-3-662-63475-2_3

erwartet hat und/oder das ihren Erwartungen an den IP nicht entspricht

2. oder wenn die Person ein eigenes Handeln realisiert, das sie selbst als ok, „harmlos", nicht-provokativ u. a. empfindet, auf das der IP aber erwartungswidrig heftig, emotional oder mit manipulativen Strategien reagiert

3. und wenn die Handlung des IP es der Person erschwert, darauf angemessen oder überhaupt zu reagieren,

4. weil die Person nicht versteht, was passiert, die Handlung nicht schnell genug verarbeiten kann, keine Handlungsalternativen zur Verfügung hat oder (emotional) blockiert ist,

5. obwohl sie den Eindruck hat, sie sollte oder müsste jetzt etwas tun, reagieren, kontern, sich verteidigen o. ä.

6. Dabei besteht das Handeln des IP meist

   – in einer (unerwarteten, manchmal heftigen) Reaktion, wie z. B. gekränkt sein, beleidigt sein, traurig reagieren, „eingeschnappt" sein o. a. und/oder

   – in einer offensiven Reaktion, indem der IP z. B. die Person kritisiert, abwertet, beleidigt, beschuldigt, angreift, aggressiv reagiert und/oder

   – in einer manipulativen Handlung, indem der IP versucht, die Person in intransparenter Weise zu veranlassen, etwas zu tun, was sie „eigentlich" gar nicht tun will.

7. Durch ein solches Handeln eines IP ist die Person dann oft

   – überrascht, sodass sie nicht spontan handeln kann,

   – emotional, weil sie selbst ärgerlich wird,

   – irritiert, weil sie nicht versteht, was passiert, was der IP tut oder warum er es tut,

- überfordert, weil sie für eine solche Situation keine Handlungsalternativen hat bzw. unter dem Zeitdruck keine angemessenen Handlungen generieren kann,
- unter Zeit- und Handlungsdruck, da sie den Eindruck hat, sie sollte (schnell) reagieren, sie aber nicht weiß, wie, was ihre Kreativität und Problemlösefähigkeit zusätzlich beeinträchtigt.

8. Das führt dazu, dass die Person entweder gar nicht handelt oder dass sie spontan irgendetwas tut, wobei sie später (oder manchmal auch schon während der Handlung) merkt, dass ihr Handeln ungünstig ist und die Problematik unter Umständen sogar noch verschlimmert. Diese Komponenten machen die Situation für die Person subjektiv (sehr) unangenehm und aversiv und dies verschlechtert meist auch die Beziehung zu dem IP.

Für eine Person tritt eine schwierige Interaktionssituation ein, wenn sie selbst aus ihrer Sicht gut oder „normal" behandelt, der IP darauf jedoch anders als erwartet und negativ reagiert.

Ein gutes Beispiel ist eine „harmlose Rückmeldung" wie: „Das hast Du gut gemacht, aber XY hättest Du noch besser machen können." Diese Aussage ist als Lob gemeint mit einem Feedback, dass die Person bestimmte Aspekte noch verbessern könnte. Da die Person es selbst „gut meint", erwartet sie nun auch eine positive Reaktion vom IP: Dass dieser ihre Anerkennung und Fürsorge bemerkt und dass das eine positive Emotion wie Freude auslöst.

Aber genau das passiert *nicht:* Stattdessen reagiert die Person beleidigt, gekränkt, wird sauer, unfreundlich, „macht dicht" o. a.

Die Person kann das alles nicht nachvollziehen und reagiert nun ihrerseits gekränkt, beleidigt u. a.

Und eine solche Erfahrung kann jeder jederzeit machen: Mit Arbeitskollegen, Freunden, Partner u. ä. Wenn man den anderen gut kennt, kann man unter Umständen einige solcher Reaktionen vorhersehen, aber sicher nie alle: Man wird immer wieder überrascht.

Nimmt man das positiv, kann man sich sagen, dass das Leben auf diese Weise nie langweilig wird und immer wieder Herausforderungen bereithält! Ist man jedoch selbst empfindlich, könnte einem eine solche Haltung schwerfallen und man kann sich durch solche „Überraschungen" durchaus gestresst fühlen.

Was die Person nicht weiß oder nicht berücksichtigt, ist, dass der IP alle positiven Aspekte gar nicht mehr „hört", weil die Aussage „das hättest Du noch besser machen können" bei ihm als *Kritik* ankommt: Er glaubt, dass andere ihn negativ bewerten und ihn abwerten wollen und genau *diese* Annahme wird durch die Aussage „aktiviert" (wir sagen: „getriggert"). Also denkt die Person: „Ich werde mal wieder abgewertet" und bekommt damit alle positiven Aspekte der Botschaft gar nicht mehr mit!

Da die „lobende Person" aber kein Telepath ist, bekommt sie von *diesen* Interpretationen natürlich nichts mit, sondern nur die aggressive Reaktion und die „passt" überhaupt nicht zu dem, was sie erwartet hat!

Die lobende Person kann sich völlig unverstanden und angegriffen fühlen und nun ihrerseits beleidigt reagieren. Auf diese Weise kann es „eine Serie von Missverständnissen" geben, die die Situation schnell unangenehm machen.

Gerade in Partnerschaften kann es so zu starken „Hochschaukelungseffekten" kommen, durch die ein Paar es schaffen kann, eine gute Stimmung innerhalb von zwei Minuten vollkommen „zu versauen". Ich kenne den augenblicklichen Rekord nicht, aber er ist gewiss beeindruckend!

Das Handeln eines IP kann aber natürlich auch dann eine SIS herstellen, wenn es nicht plötzlich und unerwartet eintritt, sondern man es vorhergesehen hat.

Wenn ich eine Person gut kenne, dann rechne ich unter Umständen schon mit einer solchen Reaktion: Das macht es aber unter Umständen nicht leichter, darauf zu reagieren, da ich die Reaktion immer noch nicht verstehe und ich immer noch nicht weiß, wie ich damit angemessen umgehen soll!

Und dadurch können mit einem IP immer wieder und wieder ähnliche Probleme auftreten, ohne dass eine Lösung in Sicht wäre.

Was man an diesen Beispielen sehr gut sehen kann, ist, dass ein Person niemals direkt auf eine Situation reagiert: In jedem Fall *interpretiert* sie eine Situation auf der Basis eigener Annahmen, Erwartungen usw. und diese *Interpretation* ist das, was ihre Reaktion auslöst (vgl. Sachse, 1992, 2014a; Sachse et al., 2009)!

Wenn eine Person etwas äußert, dann meint sie damit etwas und möchte meist, dass ein IP versteht, *was* sie meint: Der IP interpretiert aber die Aussage immer anhand *seiner* Annahmen und daher kann es sein, *dass er etwas ganz anderes versteht als das, was die Person meint!*

Das wird an diesem Beispiel deutlich: Die Person, die lobt, *meint,* dass der IP etwas Gutes geleistet hat und dass sie ihm sogar noch mehr zutraut. Aufgrund seiner Annahmen über sich („ich bin ein Versager") und seiner Annahmen über andere („andere werten mich ab") *interpretiert* er die Aussage als Kritik und Abwertung: Er „hört" also exakt das Gegenteil von dem, was die Person meint!

Übersicht

Aus diesem Grund gilt eine wesentliche psychologische Erkenntnis: *Das, was man selbst meint, wenn man etwas sagt, muss keineswegs das Gleiche sein, was der IP interpretiert!*

Er kann aufgrund seiner eigenen Annahmen andere Schlüsse ziehen und zwar Schlüsse, die die Person gar nicht gemeint hat.

Der IP reagiert dann aber *auf diese eigenen Schlussfolgerungen* und nicht mehr auf das, was die Person „eigentlich" gemeint hat.

Ein IP kann daher etwas völlig anderes „hören" als das, was ein Sprecher gemeint hat!

Das, was ich in einer Situation meine („Ich will loben und meine das auch.") und sage ist manchmal eben nicht das, was ein IP hört oder interpretiert!

Meine Aussage löst beim IP unter Umständen Interpretationen aus, die völlig von dem, was ich mitteilen will, abweichen.

Diese Erkenntnis ist für jede Art von Kommunikation grundlegend: Das, was verstanden wird, muss nicht das Gleiche sein, wie das, was gemeint war!

Natürlich *kann* die Verständigung klappen und tut dies meist auch: Das, was der IP hört, entspricht weitgehend dem, was eine Person gemeint hat.

Aber: Es kann doch immer wieder Missverständnisse geben, bei denen ein IP aufgrund eigener Annahmen falsche Schlüsse zieht über das, was eine Person gemeint hat.

Und in Interaktionen und Beziehungen sollte man immer mit solchen Missverständnissen rechnen!

Und solche „falschen" Interpretationen können nun Reaktionen erzeugen, die (stark) negativ sind und die dadurch IP in Probleme bringen.

Sicher: Das passiert allen, das ist völlig normal! Wir bringen selbst IP in Schwierigkeiten und sind des Öfteren das „Opfer" von Missverständnissen!

Eine wichtige Frage ist aber, ob man selbst mit solchen IP interagieren muss, die solche Arten von schwierigen Situationen (sehr) häufig erzeugen, also dazu neigen, schwierige Interaktionssituationen zu produzieren.

Sollte das der Fall sein, ist es besonders wichtig, *diese* IP zu verstehen und zu erkennen, warum sie so handeln, wie sie handeln, also auch, *wie* sie Situationen interpretieren und *wodurch* genau diese Missverständnisse erzeugt werden!

Denn wenn ich gezwungen bin, mit einem solchen IP zu kooperieren, dann sollte ich wissen, „wie er tickt", wie er interpretiert und worauf er „allergisch" reagiert und wie ich mit seinen Handlungen umgehen kann!

Um auf ein Handeln eines IP angemessen reagieren zu können, ist es tatsächlich als Erstes wichtig, dass man den IP *versteht:* Dass man versteht, was er meint, was er (eigentlich) will, welche Annahmen er hat, wie er Informationen interpretiert, wie er zu einem steht usw. (vgl. Sachse, 2017b).

Wenn man als Person mit einem IP konfrontiert ist, den man nicht versteht, wenn man nicht weiß, was er eigentlich sagen will, wenn man seine Absichten nicht durchschaut, wenn man nicht weiß, ob er einem positiv gesonnen ist, genügt allein das, um bei der Person Verunsicherung auszulösen. Man weiß nicht mehr genau, was man tun soll.

Ein solches *Verstehen* ist besonders dann sehr wichtig, wenn ein IP eine SIS realisiert: Denn da ich darauf reagieren will, muss ich wissen, *was genau passiert,* warum mein IP das tut, was er tut, denn nur dann kann ich eine angemessene Strategie entwickeln!

Ist man als Person einer unklaren Situation ausgesetzt, löst das eine Tendenz aus, etwas zu tun: Man möchte Klarheit schaffen, die Diffusität beenden, unter Umständen auch diffuse Bedrohungsgefühle beenden usw.

Damit gerät man aber selbst in ein Dilemma: Man hat einerseits eine starke Tendenz zu handeln, weiß andererseits aber unter Umständen gar nicht, was genau passiert und damit auch nicht, was genau man tun soll! Und dieses Dilemma kann schnell zu einer weiteren Irritation führen, die die ganze Situation verschlimmert.

Literatur

Sachse, R. (1992). *Zielorientierte Gesprächspsychotherapie – Eine grundlegende Neukonzeption*. Hogrefe.

Sachse, R. (2014a). Schemata und ihre Relevanz für affektive und emotionale Verarbeitung. In R. Sachse & T. A. Langens (Hrsg.), *Emotionen und Affekte in der Psychotherapie* (S. 56–70). Hogrefe.

Sachse, R. (2017b). *Therapeutische Informationsverarbeitung – Verstehen und Modellbildung im Therapieprozess*. Hogrefe.

Sachse, R., Breil, J., & Fasbender, J. (2009). Beziehungsmotive und Schemata: Eine Heuristik. In R. Sachse, J. Fasbender, J. Breil, & O. Püschel (Hrsg.), *Grundlagen und Konzepte Klärungsorientierter Psychotherapie* (S. 66–88). Hogrefe.

4

Arten schwieriger Interaktionssituationen

In diesem Kapitel sollen zwei Arten von schwierigen Interaktionssituationen prinzipiell unterschieden werden:
(1) Situationen, die darauf zurückgehen, dass IP höchst
sensible, empfindliche Schemata aufweisen, die von einer
Person schnell aktiviert werden können. (2) Situationen, die
darauf zurückgehen, dass IP versuchen, eine andere Person
zu manipulieren.

Eine SIS kann prinzipiell aus sehr vielen verschiedenen
Handlungen bestehen: Im Alltag kommen meist aber nur
zwei Kategorien vor.

Die erste Art von SIS kommt dadurch zustande,
dass eine Person aufgrund eigener Annahmen und
Interpretationen unangemessen negativ reagiert: Wie
ausgeführt möchte ich diese Kategorie von SIS als *hyper-
allergische Reaktionen* bezeichnen.

Eine solche Reaktion besteht z. B. darin, dass ein IP,
z. B. aufgrund einer Aussage einer Person, die z. B. eher

© Der/die Autor(en), exklusiv lizenziert durch Springer-Verlag
GmbH, DE, ein Teil von Springer Nature 2021
R. Sachse, *Warum Gespräche scheitern*,
https://doi.org/10.1007/978-3-662-63475-2_4

als freundliche Rückmeldung gemeint war („Du hättest Karl aber auch freundlich begrüßen können."), *unerwartet gekränkt, beleidigt, traurig* u. a. reagiert und das unter Umständen deutlich demonstriert. Dadurch kann sich die (überraschte) Person zu einer Reaktion gezwungen fühlen, weiß aber nicht, *wie* sie darauf genau reagieren soll: Unter Umständen auch deshalb, weil durch die Reaktion auch ein versteckter Vorwurf kommuniziert wird wie „du wertest mich ab" oder „du verstehst mich nicht" o. a. (mit solchen Aspekten werden wir uns noch näher befassen).

Besonders unangenehm können jedoch *offen aggressive* Reaktionen sein: So sagt eine Person in dem obigen Beispiel: „Das hast Du gut gemacht, aber XY hättest Du noch besser machen können" und *meint* das als Lob und als ein gut gemeintes Feedback dafür, noch besser zu werden.

Der IP fühlt sich aber kritisiert und abgewertet und handelt nach der Devise: Das Imperium schlägt zurück! So sagt er *laut und aggressiv:* „Du hast ja immer was zu nörgeln! Ich kann Dir wohl nie was recht machen! Muss ich mir denn wirklich alles gefallen lassen?" o. ä.

Die Person, die es eigentlich gut gemeint hatte, kann völlig überrumpelt werden: Sie versteht nicht, was los ist, was sie falsch gemacht hat, warum sie eine solche Abfuhr verdient usw. Sie kann irritiert, eingeschüchtert, aber sie kann auch ärgerlich reagieren und ihrerseits „zurück-blaffen", was schnell zu einer Hochschaukelung führen kann (vgl. Müller & Sachse, 2016, 2018; Sachse, 2017a; Sachse et al., 2013).

Die zweite Kategorie von SIS funktioniert anders: Hier reagiert eine Person nicht spontan hyperallergisch und unangemessen, sondern sie handelt in hohem Maße geplant und gezielt: Und zwar zielt ihr Handeln darauf ab, *IP für sich einzuspannen, dazu zu bringen, etwas für sie zu tun, was sie „eigentlich" gar nicht tun wollen.*

Wir bezeichnen ein solches Vorgehen als *„manipulatives Handeln"*: Ein IP versucht, eine Person *zu manipulieren*, d. h. er versucht, die Person für seine Zwecke einzuspannen, aber er tut dies nicht offen, also „transparent", sondern verdeckt, getarnt, schwer durchschaubar. Solche Manipulationen bringen Personen oft in große Schwierigkeiten, gerade weil sie nur schwer durchschaubar sind und weil es prinzipiell schwierig ist, sich dagegen angemessen zu wehren (wir werden uns damit noch ausführlich befassen; vgl. auch Sachse, 2014b).

Übersicht

Dazu ein *Beispiel:* Ein Paar hat vereinbart, dass er jeden Dienstagabend mit seinen Freunden Poker spielen darf. Nun ist Dienstag und sie hat aber aktuell keine Lust, den Abend allein zu verbringen. Nun könnte sie versuchen, das Problem ganz authentisch, offen und transparent zu lösen. Sie könnte zu ihm gehen und sagen: „Schatz, ich weiß, wir haben vereinbart, dass Du Poker spielen kannst. Aber ich fühle mich heute allein und ich würde mir wünschen, Du könntest heute Abend bei mir bleiben." *Authentisch und transparent* ist diese Botschaft, weil sie offen darlegt, was sie möchte, ihn offen bittet, etwas für sie zu tun, ihm nichts vormacht und ihm so die Wahl lässt, es zu tun oder nicht.

Nun kann die Partnerin aber die Erfahrung gemacht haben, dass ein derart transparentes Handeln nichts nützt: Wenn sie das sagt, wird er antworten: „Schatz, wir haben diese Vereinbarung, daher möchte ich Poker spielen. Wenn Du Dich allein fühlst, ruf Deine Mutter an." Wenn sie davon ausgeht, dass authentisches Handeln nichts nützen wird, dann kann sie sich nun an die Vereinbarung halten und ihn gehen lassen.

Sie kann aber auch versuchen, ihr Ziel *auf manipulativem Weg* zu erreichen, also sagt sie: „Schatz, ich habe heute Abend solche Kopfschmerzen. Aber geh ruhig Poker spielen."
Tatsächlich

- hat sie aber gar keine Kopfschmerzen,
- weiß sie aber, dass er darauf reagiert, denn sie weiß, dass er eine Norm hat, „kranke Partner lässt man nicht im Stich",
- also weiß sie, dass diese Norm „anspringen" wird und bei ihm eine Tendenz auslösen wird, bei ihr zu bleiben, selbst, wenn er das eigentlich gar nicht will.

Dadurch hat sie ihren Partner getäuscht: *Sie hat etwas vorgegeben, was gar nicht existiert (Kopfschmerzen), sie hat ein Ziel definiert, das so gar nicht besteht („ich brauche Deine Unterstützung") und sie nutzt seine Norm, um ihn „zu erpressen".*

Die ganze Aktion ist aber so getarnt, dass er nicht durchschaut, was passiert und was sie tut. Also bleibt er zuhause, zwar zähneknirschend, aber er tut es. Und wenn sie geschickt ist, versüßt sie ihm den verlorenen Pokerabend durch guten Sex.

Das alles ist ein manipulatives, intransparentes Handeln: Ein IP wird durch eine nicht durchschaubare Strategie zu einem Handeln veranlasst, welches er ansonsten nicht ausführen würde!

Manipulatives Handeln ist, wie wir sehen werden, an sich nicht das Problem: Wir alle tun es und wenn wir die „Dosis" nicht überziehen, hat das auch kaum negative Konsequenzen.

Realisiert man Manipulation jedoch in einem sehr hohen Ausmaß, dann beutet man IP aus und die lassen sich das irgendwann nicht mehr gefallen und damit verschlechtert man Beziehungen, unter Umständen bis zum Beziehungsabbruch.

Wird man von einem IP manipuliert, dann wird man unter Umständen ausgebeutet und das kann sehr unangenehm werden: Da die Strategie jedoch „getarnt" ist, ist es oft nicht leicht zu durchschauen, *dass* man manipuliert wird und man durchschaut nicht, *wie* man manipuliert wird. Und noch schwieriger ist es, sich in angemessener Weise gegen Manipulation zu wehren.

Daher ist es ein wesentliches Anliegen dieses Buches, dem Leser zu ermöglichen, Manipulationen zu erkennen, zu durchschauen und sich angemessen dagegen wehren zu lernen.

Literatur

Müller, G., & Sachse, R. (2016). Klärungsorientierte Paartherapie. In R. Sachse & M. Sachse (Hrsg.), *Klärungsprozesse in der Praxis II* (S. 163–180). Pabst.

Müller, G., & Sachse, R. (2018). Klärungsorientierte Paartherapie. *Verhaltenstherapie & Verhaltensmedizin, 39*(4), 381–397.

Sachse, R. (2014b). *Manipulation und Selbsttäuschung. Wie gestalte ich mir die Welt so, dass sie mir gefällt: Manipulationen nutzen und abwenden.* Springer.

Sachse, R. (2017a). *Konflikt und Streit – Wie wir konstruktiv mit ihnen umgehen.* Springer-Verlag.

Sachse, R., Breil, J., & Fasbender, J. (2013). *Klärungsorientierte Paartherapie.* Hogrefe.

5

Warum realisiert eine Person ein schwieriges Interaktionsverhalten? Ein psychologisches Modell

In diesem Kapitel wird ein psychologisches Rahmen-Modell vorgestellt, aus dem abgeleitet werden kann, durch welche psychologischen Prozesse eine Person schwierige Interaktionssituationen realisiert.

Wenn es darum geht, dass man als IP ein schwieriges Interaktionsverhalten einer Person verstehen will, um darauf konstruktiv reagieren zu können, dann ist es offensichtlich erforderlich zu wissen, wie ein solches Handeln psychologisch zustande kommt. *Man braucht ein Modell darüber, wie ein solches Handeln psychologisch entsteht.*

Grundsätzlich kann man sagen: Ein Problem kann man nur dann lösen, wenn man es versteht (zumindest dann, wenn es komplexer ist): Nur dann weiß man, *was genau* das Problematische an dem Problem ist und nur dann erhält

© Der/die Autor(en), exklusiv lizenziert durch Springer-Verlag GmbH, DE, ein Teil von Springer Nature 2021
R. Sachse, *Warum Gespräche scheitern*,
https://doi.org/10.1007/978-3-662-63475-2_5

man Hinweise darauf, wo eine Lösung ansetzen kann und welche Strategien wirksam sein könnten!

Um das Problem einer schwierigen Interaktionssituation zu verstehen, kann man sich an einem psychologischen Modell orientieren, das bestimmt, welche Komponenten bei solchen Handlungen eine Rolle spielen, wie diese Komponenten genau aussehen und wie sie miteinander wechselwirken.

5.1   Das Modell

Das Modell, das hier vorgestellt werden soll, ist das „Modell der doppelten Handlungsregulation (MDHR; vgl. Sachse, 2001, 2004, 2013, 2019a) weist drei Ebenen auf:

1. Die Ebene der Motive oder der „authentischen" Handlungsregulation.
2. Die Ebene der Schemata.
3. Die Ebene der manipulativen Handlungsregulation.

Da es sowohl *eine authentische als auch eine manipulative Handlungsregulation gibt,* wird von „doppelter Handlungsregulation" gesprochen.

5.2   Ebene der Motive

Jede Person weist sogenannte „Beziehungsmotive" auf, d. h. sie möchte von IP bestimmte Signale oder „Botschaften", d. h. sie möchte etwas Bestimmtes hören, sie möchte in bestimmter Weise behandelt werden (vgl. Sachse, 2017a; Sachse et al., 2013).

Man kann sechs Beziehungsmotive unterscheiden (darauf wird im folgenden Kapitel genau eingegangen):

- Anerkennung
- Wichtigkeit
- Verlässlichkeit
- Solidarität
- Autonomie
- Grenzen

Eine Person hat meist eines der Motive „hoch in der Motiv-Hierarchie", d. h. das Motiv bestimmt in hohem Maße das Denken, Fühlen und Handeln der Person.

Es ist ihr z. B. bei einem Anerkennungsmotiv besonders wichtig, „Anerkennungssignale" zu erhalten: Also *gelobt* zu werden, zu hören, dass sie als Person ok ist, kompetent, intelligent, erfolgreich u. a.

Oder es kann für sie „Wichtigkeit" von besonderer Bedeutung sein: Dann will sie z. B. Aufmerksamkeit, gehört und gesehen werden, ernst genommen werden usw.

Und das spielt dann in ihrem Leben *eine ganz zentrale Rolle:* Es geht ihr dann *in sehr hohem Maße* darum, genau solche Botschaften zu bekommen!

Sie kann dann noch mehrere andere Motive auch aufweisen, die dann aber meist schwächer ausgeprägt sind.

Weist eine Person ein starkes Motiv nach Anerkennung auf, dann möchte sie von IP Botschaften hören wie:

- Du bist toll.
- Du bist intelligent.
- Du bist leistungsfähig.
- Du bist erfolgreich u. ä.

Sie möchte außerdem

- respektvoll behandelt werden,
- nicht kritisiert oder abgewertet werden,
- meist Sonderrechte beanspruchen dürfen u. ä.

Bekommt eine Person dann von IP solches Feedback, dann wird das Motiv *befriedigt,* es wird „gefüttert". Dies führt bei der Person *zu einem Zustand der Zufriedenheit,* also zu einem angenehmen, affektiven Zustand, den jeder Mensch in hohem Maße anstrebt und der sehr positive Auswirkungen auf Wohlbefinden und Gesundheit hat.

Wird das Motiv nicht befriedigt, also erhält eine Person solch positives Feedback nicht oder erhält sie sogar negatives Feedback („Du kannst nichts!" o. ä.), dann wird das Motiv frustriert. Je länger dieser Zustand dauert und je mehr negatives Feedback die Person bekommt, desto stärker ist die Frustration.

Die Frustration eines Motivs führt zu *Unzufriedenheit,* zu einem negativen affektiven Zustand, der sich (langfristig sehr) negativ auf Wohlbefinden und auch auf Gesundheit auswirkt. Diesen Zustand versucht eine Person daher zu vermeiden.

Eine Person kann nun versuchen (interaktionelle) Handlungen auszuführen, die IP dazu *veranlassen,* ihr solch positives Feedback zu geben bzw. die IP dazu veranlassen, negatives Feedback zu unterlassen. Gelingt ihr dies, dann resultieren überwiegend positive Effekte bzw. negative Effekte unterbleiben. *Dadurch tut eine Person selbst effektiv etwas für die Befriedigung ihres Motivs.*

Eine Person kann aber auch ein ungünstiges Interaktionsverhalten realisieren und damit bewirken, dass ihr IP kein positives Feedback geben oder sogar negatives Feedback.

Damit sabotiert sie in hohem Maße eine Befriedigung ihres Motivs selbst.

Wie gut und effektiv sie handelt, hängt stark von ihren *Kompetenzen* ab. Dabei kann man Handlungs- und Verarbeitungskompetenzen unterscheiden.

Handlungskompetenz bedeutet, dass man über Handlungsstrategien verfügt, dass man also weiß, wie man sich in verschiedenen Situationen verhalten kann. Hohe Handlungskompetenz bedeutet dann, dass man

- viele solche Strategien beherrscht,
- die gut elaboriert, also „ausgefeilt" sind
- und die man flexibel einsetzen und modifizieren kann.

Niedrige Handlungskompetenz bedeutet das Gegenteil, nämlich dass die Person

- nur über wenige Strategien verfügt,
- die sehr einfach strukturiert sind
- und die rigide sind, also kaum modifiziert oder angepasst werden können.

Verarbeitungskompetenz bedeutet, dass eine Person in der Lage ist, einen IP schnell zuverlässig einzuschätzen.

Personen mit hoher Kompetenz interagieren mit einer Person und haben dann eine relativ klare Vorstellung davon, was der Person wichtig ist, worauf sie positiv reagiert, aber auch, wo sie empfindlich ist, was sie verärgert oder kränkt.

Weiß eine Person das alles, dann kann sie sich sehr gut auf einen IP einstellen: Sie kann genau *das* tun, auf das er positiv reagiert, wodurch die Wahrscheinlichkeit steigt, dass er auch positiv auf sie reagiert. Dadurch baut sie langsam eine positive Beziehung zu dem IP auf, sie schafft etwas, was wir (metaphorisch) *„Beziehungskredit"* nennen: Die Person baut ein Vertrauen auf und gestattet der Person damit oft Einblick in ihre Psyche, d. h. sie „öffnet sich", lässt sich etwas sagen, lässt sich auf Konfrontation ein u. a.

Und wenn ich durch solches positives Handeln hohen Beziehungskredit aufgebaut habe, dann kann ich ihn auch „in Anspruch nehmen", d. h. ich kann mir auch Handlungen „leisten", die unangenehm auf den IP wirken, wie ihn zu kritisieren, ihn um einen Gefallen zu bitten u. a. Das „bucht mir dann Beziehungskredit ab", aber nie so viel, dass ich „ins Minus" gerate: Ich gefährde daher auch durch solche Handlungen die Beziehung nicht!

Wenn die Person ein „gutes Modell vom IP" hat, kann sie aber auch verhindern, ihn zu verärgern, zu kränken, zu verletzen usw. Denn täte sie das, würde der IP ihr möglicherweise sehr viel „Beziehungskredit abbuchen" und die Person würde die Beziehung dadurch verschlechtern!

Hohe Verarbeitungskompetenzen sind daher wichtig, um eine gute Beziehung zu einem IP aufzubauen und das erhöht die Wahrscheinlichkeit, dass der IP auch dazu neigen wird, der Person eigene Motive zu befriedigen!

Eine niedrige Verarbeitungskompetenz hat zur Folge, dass eine Person den IP nicht einschätzen kann oder ihn (völlig) falsch einschätzt: Sie „tritt dann ständig ins Fettnäpfchen" (oder „fällt von einer Badewanne voll Fett in die nächste"), kann es nicht erreichen, den IP positiv zu stimmen, verärgert, kränkt usw. ihn, ohne es zu wollen. Damit beeinträchtigt die Person den Aufbau von Beziehungen und verhindert auch, dass IP *ihre* Motive befriedigen!

5.3   Schemata

Jede Person hat *Annahmen,* die sie in der Biographie gelernt hat und die heute weiterhin wirksam sind, d. h. die sie weiterhin glaubt und nach denen sie sich richtet (vgl. Sachse, 2014a).

Es gibt

- Annahmen über sich *selbst,* z. B.:

    - Ich bin kompetent.
    - Ich bin dumm.
    - Ich bin wichtig.
    - Ich kann nichts bewirken.
    - Ich bin toll.
    - Ich sehe gut aus.
    - Ich habe anderen etwas zu bieten usw.

- Annahmen über *Beziehungen,* wie:

    - In Beziehungen wird man respektiert.
    - In Beziehungen wird man ignoriert.
    - Beziehungen sind nicht verlässlich.
    - Man kann sich im Ernstfall auf andere verlassen. O. ä.

Solche Annahmen lernt man dadurch, dass man mit wichtigen Bezugspersonen (meist den Eltern) immer wieder bestimmte Erfahrungen macht: Mein Vater ist ständig mit mir unzufrieden, wertet mich ab und sagt, dass ich nicht genug kann: Dann entwickele ich

Annahmen über mich wie „ich kann nichts", „ich bin inkompetent" u. a.

Da ich aber auch in den für mich zentralen Beziehungs-situationen von den wichtigen IP negative Rück-meldungen bekomme, entwickle ich auch Annahmen wie „in Beziehungen wird man kritisiert und abgewertet".

In der Biographie kann man sehr viele sehr unterschied-liche Annahmen lernen, je nachdem, welche Erfahrungen man mit wichtigen Bezugspersonen macht. Und man kann positive Annahmen lernen („ich bin wichtig") oder negative („in Beziehungen wird man ignoriert"). Bei den Positiven kann man schwach Positive lernen („ich bin ok") oder *sehr* Positive („ich bin hoch intelligent") und bei den Negativen kann man *schwach* Negative lernen („ich kann XY nicht") oder *massiv* Negative („ich kann gar nichts", „ich bin völlig scheiße" o. ä.).

Es gibt damit in der Psychologie immer *Varianz:* D. h. Menschen sind nie einheitlich, sondern variieren über weite Bereiche, bei Annahmen kann es eher Menschen mit schwachen Selbstzweifeln geben, aber auch solche mit massiven Selbstzweifeln. Alle anderen verteilen sich dazwischen.

Bei der positiven Selbstannahme kann es Annahmen geben, die hoch *realistisch* sind: Die Person nimmt an, intelligent zu sein und alle Daten (Schulabschlüsse, Tests usw.) sprechen dafür.

Eine Person kann aber auch Annahmen haben, die krass unrealistisch sind: Sie nimmt an, hoch intelligent zu sein, aber alle Daten (Abschlüsse, Beurteilungen, Misserfolge usw.) sprechen deutlich dagegen.

Übersicht

Solche Annahmen bilden die *Inhalte* sogenannter *Schemata:* Ein Schema ist eine psychologische Funktionseinheit (genau genommen: ein psychologisches, theoretisches Konstrukt!), die massiven Einfluss auf Denken, Fühlen und Handeln ausübt.

Ein Schema

- wird durch bestimmte Situationen (= Stimuli) automatisch aktiviert,
- beeinflusst, sobald es aktiviert ist, das Denken einer Person sehr stark,
- beeinflusst sehr stark, wie eine Person eine Situation interpretiert,
- beeinflusst damit das Handeln der Person sehr stark
- und beeinflusst auch sehr stark, welche Emotionen sich aktuell bilden.

Man kann das gut an einem *Beispiel* veranschaulichen:

- Eine Person hat z. B. ein Schema „ich bin ein Versager".
- Kommt sie in eine Situation, die relevant ist, z. B. in eine Leistungssituation, wird das Schema aktiviert (z. B. soll sie einen Vortrag halten).
- Das Schema wird aktiviert, egal, ob sie das will oder nicht und sie kann so gut wie gar nichts dagegen tun.
- Die Aktivierung führt zu sogenannten „*automatischen Gedanken*", d. h. zu Gedanken, die sich aufdrängen, die man gar nicht denken will, die aber trotzdem „ins Bewusstsein drängen".
- Solche Gedanken sind z. B.:
  - Ich werde versagen.
  - Ich bleibe in meinem Vortrag stecken.
  - Die Zuhörer werden den Vortrag furchtbar finden usw.

- Solche Gedanken führen zu einer bestimmten *Interpretation der Situation* – in diesem Fall zu der Interpretation: „Die Situation ist gefährlich!"
- Diese Interpretation führt zu der Emotion Angst.
- Interpretation und Angst führen zu einer starken Vermeidungstendenz: Man will es vermeiden, den Vortrag zu halten.
- Sie führen aber auch zu Konzentrationsstörungen, Denkblockaden usw.
- Und damit können sie zu sogenannten *„selbsterfüllenden Prophezeiungen"* führen: Ich denke, ich werde versagen → Angst → Denkblockade → ich versage wirklich → das bestätigt die Annahme „ich werde versagen".
- Durch solche Prozesse werden die negativen Annahmen aber scheinbar bestätigt und werden immer negativer.
- Daher gilt, dass wenn man einmal negative Annahmen entwickelt hat, diese mit der Zeit negativer werden.

Schemata haben aber noch eine unangenehme Eigenschaft: Sie nehmen Informationen, die das Schema infrage stellen, nicht zur Kenntnis: Sie *filtern* solche Informationen aus.

So kann eine Person mit der Annahme „ich bin ein Versager" sogar viele Erfolge haben, die das Schema eigentlich widerlegen sollten: Das Schema nimmt das alles aber gar nicht zur Kenntnis, es lässt sich nicht ohne weiteres widerlegen (oft nur mithilfe spezifischer therapeutischer Maßnahmen!).

Daher haben auch viele erfolgreiche Personen dennoch massive Selbstzweifel!

Jede Person hat sehr viele Schemata. Dabei beeinflussen positive Schemata das Handeln der Person auch positiv: Traue ich mir etwas zu, habe ich in entsprechenden Situationen positive Gedanken, positive Emotionen und handle ohne Probleme.

Negative Schemata wirken sich aber in hohem Maße *dysfunktional* aus: Sie können Handlungen sabotieren, Misserfolge provozieren, zu Ängsten führen und damit die Lebensqualität einer Person massiv beeinträchtigen. Sie führen also zu mehr oder weniger ausgeprägten *Kosten* für die Person: Kosten im Sinne sich verschlechternder Gesundheit, des Wohlbefindens, der Zufriedenheit, von Beziehungen usw.

Vor allem führen negative Schemata zu negativen Interpretationen: Habe ich ein Schema „ich bin ein Versager" und ich soll einen Vortrag halten, dann denke ich nicht „super, da kann ich wieder mal zeigen, wie toll ich bin. Die Situation ist doch klasse.", sondern: „Ich werde wieder scheitern. Die Situation ist fürchterlich, bedrohlich usw."

Und ich reagiere eben nicht auf die Situation selbst, sondern immer auf meine Interpretation der Situation!

> **Übersicht**
>
> Bedauerlicherweise weisen Schemata aber noch eine wichtige Eigenart auf: Wenn sie aktiviert sind, dann bestimmen sie das Denken der Person: Und die Person *glaubt* dann aktuell, dass das Schema stimmt! Sie glaubt dann z. B., dass sie ein Versager ist.
> Und damit werden alle vorhandenen rationalen Erkenntnisse *vollständig ignoriert!*

Die Person kann z. B. rational (aus Erfahrungen) wissen, dass sie kein Versager ist (was aber „im Schema nicht ankommt"!); sobald das Schema aktiviert ist, spielen solche rationalen Einschätzungen nicht mehr die geringste Rolle: Sie werden nicht zur Kenntnis genommen.

Und wenn das Schema auch hochgradig unsinnig sein mag: In dem Augenblick, in dem es aktiviert ist, *wird es von der Person geglaubt!*

Das ist der Grund dafür, das schema-bedingte Interpretationen stark von der „Realität" abweichen können, ja sogar die Realität krass verzerren können!

Aber in dem Augenblick *kann* der Person das gar nicht auffallen!

So kann eine Person ein Schema haben „ich bin ein Versager": Um sich selbst und anderen das Gegenteil zu beweisen, leistet sie nun viel, ist tatsächlich sehr erfolgreich und weiß dies auf rationaler Ebene auch.

Aber: Die positiven Erfahrungen „kommen nicht im Schema an": Das Schema bleibt unverändert „ich bin ein Versager".

Und wird das Schema dann aktiviert, glaubt die Person dem Schema und blendet alle anderslautenden Erfahrungen aus: Sie denkt dann „ich bin ein Versager" und ist in dem Augenblick auch völlig davon überzeugt. Später, wenn das Schema „deaktiviert" ist, kann sie ihr eigenes Handeln unter Umständen gar nicht verstehen und ihre Handlung für „blödsinnig" halten. Dennoch: In kritischen Situationen passiert dann genau das Gleiche nochmal und nochmal usw.

Solche Schemata sind damit dann auch ein wesentlicher Grund für die sogenannten „hyperallergischen Reaktionen": Die Schemata werden sehr schnell, durch minimale Auslöser aktiviert und führen zu bestimmten Interpretationen, die dann zu Angst, Enttäuschung, Traurigkeit u. ä. führen, obwohl dazu *rational* überhaupt kein Anlass besteht!

5.4 Manipulation

Manipulation bedeutet, dass ich einen IP dazu veranlasse, etwas für mich zu tun, was er „eigentlich" nicht tun will und was er ohne meine Aktion auch nicht tun würde.

Dabei veranlasse ich den IP dazu mit intransparenten, nicht zu durchschauenden Mitteln (vgl. Sachse, 2014b).

Übersicht

Ein *Beispiel:* Ich möchte mich abends vor der Hausarbeit drücken, weil ich müde bin und einfach keine Lust mehr dazu habe. Ich habe aber mit meiner Partnerin eine klare Vereinbarung, dass ich mich daran zu beteiligen habe. Daher weiß ich, dass eine „offene Verhandlung" keinen Zweck haben wird – damit kann ich mein Ziel nicht erreichen.

Denn wenn ich offen und authentisch sage: „Schatz, ich habe heute keine Lust auf Hausarbeit. Könntest Du das für mich übernehmen?", dann wird sie mit Sicherheit *nicht* sagen: „Na klar Schatz, ich wollte immer schon Deine Arbeit mitmachen und liebe es, wenn Du mich ausbeutest." Sie wird eher sagen: „Wir haben eine klare Vereinbarung. Ich habe auch keine Lust dazu. Ich erwarte, dass Du Deinen Teil der Vereinbarung einhälst!"

Ich weiß also: Eine offene, authentische Kommunikation meiner Ziele und Absichten wird nicht funktionieren. Dadurch bleiben mir nur zwei Alternativen:

1. Ich kann auf mein Anliegen verzichten und die Hausarbeit machen.
2. Ich kann versuchen, mein Ziel auf manipulativem Wege zu erreichen.

In dem Fall muss ich überlegen, *wie* ich meine Partnerin dazu bringe, das zu tun, was ich will (was sie aber nicht will!). Ich weiß, dass sie mitfühlend ist und das kann ich ausnutzen.

Also sage ich: „Schatz, ich würde mich ja gerne an der Hausarbeit beteiligen, aber ich habe solche Kopfschmerzen, dass ich kaum noch gucken kann. Aber wenn Du willst, mache ich es trotzdem."

So, wie ich sie einschätze, wird sie aber verständnisvoll reagieren und mich aus meiner Verpflichtung entlassen.

Damit habe ich sie manipuliert:

- Ich habe sie dazu gebracht, etwas zu tun, was sie eigentlich nicht tun wollte.
- Ich habe es *für mich getan,* das heißt, ich habe mir einen persönlichen Vorteil verschafft, auf ihre Kosten.
- Ich war nicht offen und transparent.
- Ich habe mir überlegt, an welcher Stelle sie manipulierbar ist, also auf welche Strategie sie wahrscheinlich „anspringt".
- Ich habe eine manipulative Strategie verwendet, nämlich die, Leiden vorzutäuschen.
- Wissend, dass sie dann „verständnisvoll" reagieren wird.
- Dabei habe ich etwas vorgegeben, das nicht stimmt („Kopfschmerzen").
- Und vorgegeben, *ein Ziel zu haben, das nicht zutreffend ist:* „Ich will meine Kopfschmerzen nicht verschlimmern" statt „ich bin zu faul zur Hausarbeit".

Manipulationen spielen im Alltag von Beziehungen eine sehr große Rolle: Wir alle manipulieren!

Zum Teil ist uns das durchaus bewusst und wir manipulieren mit voller Absicht.

Zum Teil aber hat sich das Handeln automatisiert und wir machen das „ganz automatisch", ohne dass uns voll bewusst ist, was wir eigentlich tun und ohne eine bewusste Absicht.

Und in aller Regel manipulieren wir nicht mit der Absicht, den IP zu schädigen: Solche „bösartigen" Manipulationen kommen eigentlich nur bei Psychopathen vor.

Vielmehr manipulieren wir in der Absicht, *uns selbst einen Vorteil* zu verschaffen und *nehmen dabei in Kauf,* dass das zulasten des IP geht!

Manipulation kann sehr effektiv und sehr hilfreich sein, um Ziele zu erreichen und kann daher sogar als ein Aspekt sozialer Kompetenz betrachtet werden!

Wie wir sehen werden ist Manipulation an sich auch nicht das Problem: Manipulation ist erst dann ein Problem, wenn man dadurch den IP zu stark *ausnutzt, also wenn man mehr nimmt, als man zurückgibt.* Dann macht man den IP unzufrieden und „sauer" und die Beziehung verschlechtert sich.

Damit ist aber nicht Manipulation an sich das Problem, sondern die Dosis von Manipulation!

IP können aber leider sehr schnell *das sozial verträgliche Maß an Manipulation* überschreiten und damit interaktionelle Probleme erzeugen. Und IP, die (in hohem Maße) manipuliert werden, werden in schwierige Situationen gebracht, in denen sie handeln sollten, oft aber nicht handeln können, weil sie gar nicht verstehen, was genau in der Interaktion passiert: Denn Manipulationen (das ist ja gerade der entscheidende Aspekt) sind ja *getarnt,* verschleiert. Und manche IP tarnen Manipulationen so gut, dass sie nur sehr schwer zu durchschauen sind!

Literatur

Sachse, R. (2001). *Psychologische Psychotherapie der Persönlichkeitsstörungen.* Hogrefe.

Sachse, R. (2004). *Persönlichkeitsstörungen. Leitfaden für eine Psychologische Psychotherapie.* Hogrefe.

Sachse, R. (2013). *Persönlichkeitsstörungen: Leitfaden für eine psychologische Psychotherapie* (2. Aufl.). Hogrefe.

Sachse, R. (2014a). Schemata und ihre Relevanz für affektive und emotionale Verarbeitung. In R. Sachse & T. A. Langens (Hrsg.), *Emotionen und Affekte in der Psychotherapie* (S. 56–70). Hogrefe.

Sachse, R. (2014b). *Manipulation und Selbsttäuschung. Wie gestalte ich mir die Welt so, dass sie mir gefällt: Manipulationen nutzen und abwenden.* Springer.

Sachse, R. (2017a). *Konflikt und Streit – Wie wir konstruktiv mit ihnen umgehen.* Springer-Verlag.

Sachse, R. (2019a). *Persönlichkeitsstörungen* (3. Aufl.). Hogrefe.

Sachse, R., Breil, J., & Fasbender, J. (2013). *Klärungsorientierte Paartherapie.* Hogrefe.

6

Beziehungsmotive

In diesem Kapitel soll ausführlich auf die Beziehungsmotive, deren Bedeutung für eine Person, aber auch
deren Bedeutung für eine soziale Interaktion und eine
konstruktive Beziehungsgestaltung eingegangen werden.

6.1 Die Bedeutung von Motiven

Jeder Mensch hat sogenannte *Motive:* Dies sind psychologische Faktoren, die bestimmen, was eine Person
möchte, sich wünscht, was ihr gut tut und was sie
zufrieden macht.

Es gibt verschiedene Motive: Ein Motiv nach Leistung,
nach Anschluss, nach Macht, aber auch sogenannte
„Beziehungsmotive", z. B. nach Anerkennung oder
Wichtigkeit.

Jede Person weist bestimmte Motive auf, wobei diese
Motive eine *Hierarchie* bilden, d. h. die verschiedenen
Motive, die eine Person aufweist, *sind für sie unterschiedlich*

© Der/die Autor(en), exklusiv lizenziert durch Springer-Verlag
GmbH, DE, ein Teil von Springer Nature 2021
R. Sachse, *Warum Gespräche scheitern*,
https://doi.org/10.1007/978-3-662-63475-2_6

wichtig. Ein Motiv, das an der Spitze der Hierarchie steht, ist von zentraler Bedeutung: Das bestimmt, was eine Person vor allem möchte, was sie anstrebt, welche Arten von Zielen sie bildet usw.

Ein solches zentrales Motiv beeinflusst das Denken, Fühlen und Handeln einer Person in sehr hohem Maße: Die Person verbringt dann einen großen Teil der Zeit, genau das zu bekommen, was das Motiv möchte. Psychologisch sagt man, *das Motiv dominiert die Exekutive:* Es übt ein hohes Maß an Kontrolle über die Person aus. Viele Handlungen dienen dann der Befriedigung dieses Motivs (vgl. Sachse, 2000, 2006).

Motive, die weniger zentral sind, üben deutlich weniger Einfluss aus: Auch diese versucht eine Person zu befriedigen, aber seltener und mit weniger Aufwand.

Man muss auch sehen, dass es immer bei jeder Person auch Motive gibt, die für eine Person sehr wenig relevant sind: Für eine Person X kann „Anerkennung" von zentraler Bedeutung sein, für Person Y hat das jedoch kaum Relevanz. Daher kann man auch aus der Tatsache, dass man selbst stark anerkennungsmotiviert ist, *nicht* schließen, dass *alle* Menschen anerkennungsmotiviert sind (was ein verbreiteter Fehler ist!) oder auch nur, dass ein IP auch anerkennungsmotiviert sein müsste! Welche Motive für eine andere Person von Bedeutung sind, weiß ich erst, wenn ich diese Person *kenne*! Schließe ich einfach von mir auf andere, mache ich meist einen Interpretationsfehler!

Hat man ein bestimmtes Motiv hoch in der Hierarchie wie z. B. Wichtigkeit, dann will man, dass bestimmte Dinge passieren bzw. eintreten: Bei Wichtigkeit möchte man, dass man im Leben einer anderen Person eine wesentliche Rolle spielt, dass der andere einen braucht, einen vermisst, wenn man nicht da ist u.ä. Damit möchte man auch *solche Botschaften vom Partner hören:* „Du bist mir wichtig. Ich vermisse Dich. Du bereicherst mein Leben." usw.

Man will aber auch vom Partner gesehen werden, wahrgenommen werden, man will *Aufmerksamkeit,* ernstgenommen werden u.ä. Man möchte dabei ein *breites Spektrum an Botschaften* (an bestimmten Handlungen eines IP). Aber verschiedene Personen möchten dabei durchaus Unterschiedliches: Eine Person will primär Aufmerksamkeit, eine andere möchte vor allem ernstgenommen werden usw.

> **Übersicht**
>
> Verschiedene Personen variieren damit in ihren Motiven, aber selbst dann, wenn sie die gleichen Motive aufweisen, möchten sie vom IP durchaus Unterschiedliches. *Personen sind damit hoch individuell,* trotz der Gemeinsamkeiten, die sie zweifellos haben.
>
> Und das bedeutet immer, dass man eine Person nur dann einschätzen kann, wenn man *sie verstanden* hat: Man muss die Person also erst einmal verstehen, um zu wissen, was sie genau möchte!

Dies ist, psychologisch gesehen, ein sehr wichtiger Aspekt: Menschen weisen viele gemeinsame Merkmale auf; das ist der Grund dafür, dass man sie zu einer Gruppe oder Kategorie zusammenfassen kann. Solche Kategorien machen es uns möglich, die Welt zu strukturieren und zu verstehen, sie sind daher von großer Bedeutung.

Dennoch behalten alle Menschen einer Kategorie immer ihre Individualität, sie sind immer noch spezifische, individuelle Menschen, denn in vielen anderen Bereichen unterscheiden sie sich immer noch erheblich! Daher ist die Annahme Unsinn, dass eine Person dadurch, dass man sie in Kategorie X einordnet, ihre Individualität verliere: Das ist *keineswegs* der Fall!

6.2 Zufriedenheit

Bekommt eine Person ein Motiv vom IP befriedigt, tut der IP also (mehr oder weniger) das, was sie möchte, stellt sich ein Gefühl von *Zufriedenheit* ein: Man fühlt sich wohl, hat ein angenehmes „Grundgefühl". Damit geht auch ein körperliches Wohlbefinden einher und auch ein Gefühl, *das Leben sei sinnvoll und erfüllt.* Dies wirkt sich sehr positiv auf Gesundheit aus, es stärkt das Immunsystem, es verhindert Depressionen usw.

Dies ist ein nicht zu unterschätzender Effekt: Das subjektive Gefühl, das eigene Leben sei sinnvoll, wird sehr stark von einem Gefühl von Zufriedenheit bestimmt: Will man sein Leben „sinnvoll" machen, dann ist es eine gute Idee herauszufinden, was einem zentral wichtig ist und zu versuchen, genau diese Ziele zu erreichen! Das ist sehr bodenständige Psychologie und hat mit „Spiritualität" nur wenig zu tun!

Ein Gefühl von Zufriedenheit zu erreichen, ist ein zentrales Ziel *aller* Menschen: Sie erreichen es jedoch auf sehr unterschiedlichen Wegen. Es gibt *nie* „den einen" Weg dazu (was uns Gurus weismachen wollen!).

Zufriedenheit ist auch nicht identisch mit „Glück": Glück ist ein Ausnahmegefühl, das auf die Ausschüttung von Hormonen zurückgeht, wenn man z. B. frisch verliebt ist: Aber ein solcher Zustand lässt nach einiger Zeit nach und das kann man nicht verhindern (das ist sozusagen eine biologische Programmierung). Was man im Leben will oder sinnvollerweise wollen kann, ist also nicht im Wesentlichen ein „Streben nach Glück" („pursuit of happiness"), sondern ein Streben nach Zufriedenheit!

Wollte man wirklich ein „Dauer-Glücksgefühl" erreichen, müsste man wahrscheinlich jedes Jahr eine neue romantische Beziehung anfangen, um sich einen Hormon-Kick abzuholen. Klingt toll, aber auch hoch anstrengend!

Wird ein Motiv dagegen nicht befriedigt, dann stellt sich ein Gefühl von *Unzufriedenheit* ein und das ist ein unangenehmes, belastendes Gefühl.

Wird das Motiv mal nicht befriedigt, dann ist die Unzufriedenheit gering: Man kann sie gut aushalten und oft auch „ausblenden". Und das passiert im Alltag natürlich ständig: IP reagieren nicht so, dass sie Motive immer befriedigen wollen oder können und die Realität nimmt auf Motive häufig keine Rücksicht. Wie die Stones schon treffend formulierten: „You can't always get what you want."

Übersicht

Wird ein Motiv jedoch *über lange Zeit nicht befriedigt,* also „frustriert", dann steigt das Ausmaß an Unzufriedenheit: Es steigt eher langsam, aber dennoch stetig!

Unzufriedenheit ist damit kumulativ!

Eine Person kann nun mehr Frustrationen als Befriedigungen erfahren: Dann reduziert zwar jede Befriedigung die Unzufriedenheit wieder etwas, dennoch steigt die Unzufriedenheit stetig an.

Dabei überschreitet das Ausmaß an Unzufriedenheit irgendwann die *„Wahrnehmungsgrenze":* Von da an kann man die Unzufriedenheit nicht mehr ignorieren. Unterhalb dieser Grenze kann man sich selbst täuschen mit Annahmen wie, „es sei alles in Ordnung" oder „es sei ja alles nicht so schlimm" usw. Oberhalb dieser Grenze wird das aber schwierig: Die Unzufriedenheit „drängt sich auf", sie wird salient.

Bei weiterem Anstieg überschreitet die Unzufriedenheit aber auch die *„Handlungsgrenze":* Man fängt an, ungehalten zu werden, wird übellaunig, aggressiv u.ä. Man kann oder will dem IP gegenüber die Unzufriedenheit nicht mehr verstecken.

> Außerdem wirkt sich chronische Unzufriedenheit stark negativ auf körperliche Gesundheit aus: Es erzeugt ein hohes Stresslevel, verschlechtert die Immunabwehr usw.
> Daher sollte eine Person ihre Unzufriedenheit ernst nehmen und versuchen, etwas dagegen zu tun!

Wo diese Schwellen liegen, ist bei verschiedenen Personen unterschiedlich: Manche Personen merken Unzufriedenheit sehr schnell und handeln auch sehr schnell, indem sie diese dem IP mitteilen.

Andere Personen bemerken Unzufriedenheit erst bei hohen Niveaus und handeln sehr spät, erst dann, wenn sich schon sehr viel Unzufriedenheit „angesammelt" hat.

6.3   Motive und Beziehungskredit

> Werden wichtige Motive befriedigt oder frustriert, dann hat das, wie wir gesehen haben, Auswirkungen auf die Person selbst. *Es hat allerdings auch deutliche Auswirkungen auf Beziehungen.* Denn wenn ein IP die Motive einer Person befriedigt, dann wird sie von der Person *positiv* eingeschätzt: *Damit verbessert sie die Beziehung zu der Person!* Der IP, der Motive befriedigt, wird positiv eingeschätzt, man vertraut ihm mehr, er wird wichtig und bedeutsam für eine Person: Wir sagen, er „baut Beziehungskredit" auf.

Die Metapher „*Beziehungskredit*" soll deutlich machen, dass ein IP bei einer Person geschätzt wird, dass die Person die Beziehung positiv einschätzt, was bedeutet, dass die Person damit auch bereit ist, etwas für die Person zu tun. Sie wird damit z. B. bereit sein, auch die Motive des IP zu befriedigen, sie setzt sich für den IP ein, ist bereit, „ihm einen Gefallen zu tun" oder sie „lässt sich einiges von ihm gefallen" (der IP kann durch ungünstiges Handeln „Beziehungskredit abbuchen", das Konto ist dann aber immer noch voll genug).

Befriedigt ein IP die Motive der Person aber nicht, dann baut der IP auch keinen Beziehungskredit auf: Er wird dann auch nicht positiv (oder positiver) eingeschätzt und die Person ist auch nicht bereit, mehr für ihn zu tun als sonst schon.

Verhält der IP sich ungünstig, tut er also das Gegenteil von dem, was die Person möchte, dann bucht er damit Beziehungskredit ab, obwohl sein Konto keinen Dispo aufweist: Er kommt ins Minus. Die Person wird enttäuscht, der IP wird negativ eingeschätzt, die Person entwickelt Abneigung u. ä., sodass die Beziehung sich nennenswert verschlechtert.

Und diese Entwicklung kann in eine *„Abwärtsspirale"* münden: Je negativer ich eine Person schon einschätze, desto saurer bin ich durch ihr negatives Handeln. Das gleiche Handeln des IP bucht also immer mehr Beziehungskredit ab, die Beziehung verschlechtert sich immer schneller!

Aus den Ausführungen lassen sich nun einige Schlussfolgerungen ableiten:

- Will man als Person einen Zustand von Zufriedenheit erreichen (der natürlich nie gleichbleibend ist, aber dennoch „im Schnitt" hoch sein kann), dann muss man in Erfahrung bringen, was genau die eigenen Motive sind und muss so gut man kann so handeln, dass die Wahrscheinlichkeit, die Motive auch zu befriedigen, steigt.
- Will man eine gute Beziehung zu einer Person aufbauen und aufrechterhalten, dann muss man verstehen, welche Motive sie zentral hat. Und dann muss man ver-

suchen, in seinem eigenen Handeln so viel wie möglich dazu zu tun, um genau dieses Motiv zu befriedigen. Ein Handeln, das dazu dient, ein Motiv einer Person zu befriedigen, nennt man *komplementäres Handeln*. Komplementär ist mein Handeln also dann, wenn es zum Motiv meines Gegenübers „passt". Oder, etwas leger, aber dennoch sehr zutreffend formuliert: Wenn es das Motiv „füttert".

Weist mein Partner z. B. ein hohes Wichtigkeitsmotiv auf, dann kann ich komplementär handeln, indem ich z. B.

- ihm viel Aufmerksamkeit schenke,
- ihm aufmerksam zuhöre, wenn er mir etwas erzählt,
- ihm sage, dass er mir wichtig ist, dass er mein Leben bereichert,
- ihm sage, dass ich ihn vermisse, wenn er nicht da ist,
- mich darüber freue, wenn ich ihn treffe,
- ich ernst nehme, wenn er mir etwas mitteilen will, auch dann, wenn er jammert, sich beklagt oder mich kritisiert usw.

Wenn ich das tue, dann zeige ich ihm nicht nur, dass er mir wichtig ist, sondern ich werde auch ihm wichtig: Ich „pflege" die Beziehung und sorge dafür, dass sie gut bleibt.

Natürlich kann ich das nicht durchgehend in hohem Maße tun: Man muss auch noch andere Dinge tun, als komplementär zu sein! Aber ich sollte das immer wieder tun und ich sollte sensibel dafür sein, wenn mein Partner unzufrieden wird und dann sollte ich es eine Zeit lang verstärkt tun.

Ignoriere ich meinen Partner jedoch und gebe ihm alle diese Botschaften nicht, dann werde ich die Beziehung (mehr oder weniger) langsam verschlechtern. Mein Partner wird nicht nur selbst unzufrieden, er wird *auch mit mir unzufrieden!* Er fängt an, an der Beziehung zu zweifeln, stellt den Sinn der Beziehung auch für sich infrage usw.

> Besonders stark verschlechtere ich die Beziehung dann, wenn ich nicht nur nicht tue, was er möchte, sondern *wenn ich das Gegenteil von dem tue, was er möchte.* Wenn ich ihn ignoriere, obwohl er mir etwas erzählt, wenn ich deutliche mache, dass ich gut ohne ihn leben kann, dass er mir „egal" ist, wenn ich ihn ständig abwerte, nörgle usw. In solchen Fällen setze ich oft eine Abwärtsspirale in Gang und es kann mir gelingen, meine Beziehung vollkommen zu ruinieren.

6.4   Beziehungsmotive

Alle diese Überlegungen gelten prinzipiell gleich für alle Motive: In Beziehungen sind aber vor allem die sogenannten „Beziehungsmotive" bedeutsam, also Motive, die sich auf Aspekte von Beziehungen, von Interaktion beziehen: *Man möchte vom IP eine ganz bestimmte Art von Botschaften, genauer von „Beziehungsbotschaften".*
Man kann sechs solcher Beziehungsmotive unterscheiden:

- Anerkennung
- Wichtigkeit
- Verlässlichkeit
- Solidarität
- Autonomie
- Grenzen

Auf diese Motive möchte ich nun etwas genauer eingehen.

6.4.1 Anerkennung

Das Motiv nach *Anerkennung* bedeutet, dass man von einem IP positive Botschaften *über die eigene Person* hören will. Man will Botschaften wie:

- Du bist als Person ok.
- Du bist liebenswert.
- Du hast positive Eigenschaften.

Aber auch spezielles Feedback wie:

- Du bist (hoch) intelligent.
- Du bist ausdauernd.
- Du bist leistungsfähig.
- Du bist erfolgreich.
- Du bist etwas Besonderes o. ä.

Man will also *als Person wertgeschätzt* werden, wissen, dass man eine wertvolle, respektable, bemerkenswerte usw. Person ist.

Von einem IP möchte man dann

- *gelobt* werden: hören, was man gut gemacht hat, was man besser gemacht hat als andere, dass man besser war als erwartet o. ä.;
- *geschätzt* werden: hören, dass man positive Eigenschaften hat, z. B. dass man attraktiv ist, ausdauernd, belastbar, intelligent, aber auch humorvoll, angenehm, unterhaltsam usw.

Alle solche Botschaften „füttern" das Anerkennungsmotiv. Erwartet eine Person in einer Situation solche Art von

Feedback, der IP gibt sie aber nicht, dann frustriert das das Anerkennungsmotiv.

Vor allem aber frustriert es die Person, wenn der IP das Gegenteil von dem tut, was man möchte:

- Wenn er die Person kritisiert: deutlich macht, was sie nicht (gut) kann, was sie nicht erreicht hat usw.
- Wenn er abwertet: Also äußert, die Person sei unzureichend, defizitär, erfülle Erwartungen nicht u. a.
- Wenn er negative Erwartungen formuliert: also äußert, die Person könne etwas sowieso nicht schaffen, werde „es nie lernen", könne ihre Leistung ohnehin nicht verbessern, sei faul o. ä.

Solche Arten von Feedback führen zu *Enttäuschung* und bei hohen Dosen zu Traurigkeit, einem Gefühl von Wertlosigkeit, einem Gefühl, unzureichend zu sein.

6.4.2 Wichtigkeit

Das Beziehungsmotiv *Wichtigkeit* ist, wie schon gesagt, das Motiv, im Leben einer anderen Person bedeutsam zu sein und auch dementsprechende Botschaften zu erhalten: Man möchte, dass der Partner signalisiert: Du bist mir so wichtig, dass ich Dir

- viel Aufmerksamkeit gebe,
- Dir zuhöre, Dich wahrnehme,
- Dich ernst nehme, mich mit Dir auseinandersetze,
- Dir sage, wie wichtig Du mir bist,
- Dir sage, dass ich Dich vermisse,
- Dir sage, dass und wie Du mein Leben bereicherst usw.

Bei Wichtigkeit geht es also um eine Botschaft, die direkt die Beziehung betrifft: Anders als bei Anerkennung, bei der man Botschaften *über die eigene Person* hören will, will man bei *Wichtigkeit* etwas darüber hören, *wie ein IP zu einem steht,* also ob die eigene Person für einen IP eine Bedeutung hat.

Genauso wie bei Anerkennung führt auch bei Wichtigkeit eine Befriedigung des Motiv zu Zufriedenheit und eine Komplementarität eines IP dazu, dass sie die Beziehung verbessert. Und auch hier führt eine Motivfrustration zu Unzufriedenheit bzw. zu Enttäuschung und Traurigkeit und zu dem Gefühl, unwichtig zu sein, keine Bedeutung für andere zu haben oder sogar zu dem Gefühl, störend, unerwünscht oder lästig zu sein.

Meinem Eindruck nach regiert das Wichtigkeitsmotiv auf Frustration sensibler als das Anerkennungsmotiv, d. h. ein IP, der es nicht befriedigt, löst oft ein hohes Maß an Enttäuschung und ein starkes Gefühl von Unwichtigkeit aus: Sollte die Annahme korrekt sein, bedeutet das, dass ein IP durch mangelnde Wichtigkeitssignale eine Beziehung schnell verschlechtern kann.

Das zu sehen ist besonders bedeutsam, wenn ich einen Partner oder eine Partnerin habe mit einem hohen Wichtigkeitsmotiv: Dann will er/sie immer wieder neue Wichtigkeitssignale und gebe ich sie nicht, verschlechtert sich die Beziehung.

An dieser Stelle ist es von Bedeutung, auf einen wesentlichen Aspekt aufmerksam zu machen: Personen mit einem Partner, der ein hohes Wichtigkeitsmotiv hat, meinen oft, sie müssten dem Partner keine Wichtigkeitsbotschaften mehr geben, weil der Partner es ja schon wisse oder wissen müsste!

Übersicht

Das ist ein sehr grundlegendes, manchmal verhängnisvolles Missverständnis!

Beziehungsbotschaften sind keine *Informationen,* sie sagen einer Person in der Tat nichts Neues. Und das ist ja auch gar nicht ihr Sinn!

Beziehungsbotschaften sind *Futter:* Sie „füttern" ein Motiv und das braucht eine Person immer und immer und immer wieder!

Auch Hunger ist ein Motiv und niemand, der bei Verstand ist, würde sagen: Du kannst doch heute keinen Hunger haben, Du hast doch erst gestern gegessen! Außerdem weißt Du doch schon, wie Essen schmeckt!

Exakt das Gleiche gilt aber für Beziehungsmotive: Wenn mein Motiv *gestern* befriedigt wurde, ist es heute wieder aktiv und muss *erneut* befriedigt werden!

Sage ich meinem Partner, dass er wichtig ist, dann informiere ich ihn nicht, *das* weiß er wohl schon!

Wenn ich das sage, dann füttere ich ihn und wenn ich das *nicht* tue, dann frustriere ich ihn und er wird unzufrieden!

Es ist sehr wichtig, dass man als IP *genau das versteht!*

6.4.3 Verlässlichkeit

Das Motiv *Verlässlichkeit* bezieht sich darauf, dass eine Person von einem IP Botschaften möchte, dass die Beziehung der beiden *stabil und belastbar* ist: Dass der Partner die Beziehung fortsetzen will, nicht kündigen will, nicht infrage stellt und dass die Person sich darauf verlassen kann, dass das so bleibt. Und die Person möchte Botschaften, dass die Beziehung auch dann stabil ist, wenn es Krisen und Konflikte gibt, dass Auseinandersetzungen, Streits, Unstimmigkeiten u. a. die Beziehung nie infrage stellen.

Meinem Partner signalisiere ich Verlässlichkeit dadurch, dass ich explizit sage, dass ich natürlich bei ihm bleiben will und dass die Beziehung nicht infrage steht; ich signalisiere es aber auch dadurch, dass ich nach Konflikten immer wieder Aussöhnung, Kompromisse und Lösungen suche, dass ich mich stark um die Beziehung bemühe, Perspektiven und Pläne entwickle u. ä.

Als IP frustriere ich dieses Motiv, wenn ich die Beziehung ständig infrage stelle durch Aussagen wie: „Wir passen wohl nicht zusammen", „dann sollten wir uns besser trennen", „vielleicht müssen wir unsere Beziehung nochmal überdenken" o. a.

6.4.4 Solidarität

Das Motiv nach *Solidarität* bedeutet, dass eine Person Botschaften erhalten will, die besagen, dass sie sich in kritischen Situationen, Notfällen u. a. *völlig auf den IP verlassen kann,* dass sie weiß, er werde sie nie im Stich lassen, sich mit Feinden gegen sie verbünden u. a. und sie will wissen, ob der IP ihr Schutz und Geborgenheit bieten wird.

Signale, die ich möchte, sind z. B.:

- Wenn ich krank bin, wirst Du mich pflegen.
- Wenn ich Hilfe brauche, bist Du da.
- Wenn ich Schutz brauche, wirst Du mich verteidigen.
- Bei Auseinandersetzungen wirst Du auf meiner Seite sein.
- Du wirst nie gegen mich Stellung beziehen.
- Du gibst mir ein Gefühl von Geborgenheit, verbal und durch Deine Handlungen (z. B. ankuscheln, umarmt werden, getröstet werden usw.).

Frustriert wird das Motiv z. B. wenn

- ich krank bin, mein IP aber mehrere Tage lang zu einer Konferenz fährt, obwohl ich ihn brauche;
- ich Unterstützung brauche, mein Partner aber sagt, ich könne das Problem wohl selbst lösen;
- ich einen Konflikt mit X habe, mein Partner aber nicht für mich Stellung bezieht;
- oder sogar sich mit anderen gegen mich verbündet.

Ich vermute, dass ein Gefühl von Geborgenheit und Schutz gerade für Kinder (wahrscheinlich evolutions-bedingt) ganz besonders wichtig ist und dass es als besonders bedrohlich empfunden wird, genau das nicht zu bekommen. Denn man erkennt deutlich, dass Personen, die kein Signal von Geborgenheit und Solidarität erhalten, besonders stark mit *Traurigkeit* und einem Gefühl von Bedrohung reagieren.

Hat eine Person ein starkes Solidaritätsmotiv und frustriert ein IP das stark, löst das Gefühle von Alleinsein, schutzlos sein, hilflos sein u. ä. aus, was besonders unan-genehm ist. Obwohl sich die Beziehung dadurch stark verschlechtert, kann es sein, dass die Person sich dennoch nicht offen „beschwert", weil sie befürchtet, damit dann den Rest von Schutz zu verlieren und noch stärker aus-geliefert zu sein.

Damit kann ein hohes Solidaritätsmotiv dazu führen, dass eine Person sich „zu viel gefallen lässt" und sich nicht gut wehren oder abgrenzen kann.

6.4.5 Autonomie

Das Beziehungsmotiv *Autonomie* bedeutet, dass man den Wunsch hat, in bestimmten Bereichen des Lebens selbst zu bestimmen, eigene Entscheidungen zu treffen, eigenständig zu sein.

Ein „Beziehungs"-Motiv ist es deshalb, weil man vom IP möchte, *dass er das akzeptiert,* d. h. dass der sich nicht einmischt, den anderen nicht bevormundet, einschränkt, kontrolliert u. a. Dass er, um sich einzumischen, eine „Erlaubnis" braucht oder dass er dazu aufgefordert wird, Stellung zu beziehen u. ä.

Personen mit hohem Autonomie-Motiv reagieren auch auf solche Arten von „Bevormundung" stark mit sogenannter „*Reaktanz*", d. h. es wird in ihnen eine Tendenz des „jetzt-erst-recht" ausgelöst: Wenn ich einer Person sage, sie soll X tun, dann wird sie X erst recht nicht tun, unter Umständen sogar dann nicht, wenn sie selbst X tun wollte!

Als IP frustriere ich das Motiv nach Automie, wenn ich

- versuche, dem IP Vorschriften zu machen: „Du musst X machen! Du darfst Y nicht machen!" o. ä.;
- Ratschläge geben, ohne dass die Person solche will;
- etwas vorschlage, ohne deutlich zu machen, dass es natürlich der Person obliegt, den Vorschlag anzunehmen oder auch nicht;
- einer Person vorschreibe, was sie tun soll, mit wem sie Kontakt haben darf, was sie anziehen oder essen soll, wie sie ihre Zeit zu verbringen hat o. ä.;
- deutlich mache, dass ich Dinge besser beurteilen kann als die Person und dass ich durch meine Einmischung „es doch nur gut meine" (das wirkt meist besonders „toxisch"!).

„Komplementär" zu sein bedeutet, dass man dem IP immer deutlich macht, dass *er* immer die letztendliche Entscheidung treffen kann, dass man seine Entscheidung u. U. nicht gut findet, man sie aber dennoch akzeptieren wird u. ä.

6.4.6 Grenzen

Das Motiv nach *Grenzen oder Territorialität* besagt, dass ich meine eigene Domäne als *meine* Domäne definieren möchte. Eine „Domäne" ist der Bereich meines Lebens, den ich als „mir zugehörig", als „meins" betrachte: Mein Körper, mein Schreibtisch, mein Zimmer, meine Post u. a. Und auch hier wird dieses Motiv dadurch zu einem „Beziehungs"-Motiv, dass die Person will, *dass ein IP das respektiert und die Grenze der Domäne nicht ohne Erlaubnis überschreitet.*

Das heißt, dass die Person will, dass der IP die *Grenze* respektiert (dann steht die Grenze im Vordergrund) und/oder die Person möchte, dass der IP in meinem *Territorium* ohne meine Erlaubnis nichts macht: Also z. B. meinen Schreibtisch nicht aufräumt, meine Post nicht öffnet, meine Tagebücher nicht liest usw. (in diesem Fall steht der Aspekt des Territoriums im Fokus).

Eine besonders wichtige Grenze ist die Grenze des eigenen Körpers: Jede Person hat um sich herum eine Art unsichtbares Territorium, auf das sie bestimmte Personen lassen will („personal space"): Man will, dass Fremde einen Mindestabstand halten, lässt Freunde näher an sich heran und Partner dürfen einem sehr nahe kommen. Überschreiten Personen die ihnen zugewiesene Grenze, dann löst das Unbehagen und Abwehr aus: Man weicht zurück oder hält den IP durch Gesten auf Distanz.

Etwas Besonderes sind Berührungen: Diese Grenze dürfen nur bestimmte Leute überschreiten: Freunde dürfen einem die Hand auf die Schulter legen, Partner dürfen einem das Gesicht streicheln. Tun Personen das, die nicht autorisiert sind, löst das unter Umständen heftige Gegenreaktionen aus. Und besonders heikel sind intime Körperstellen: Diese dürfen wirklich nur sehr ausgesuchte Personen berühren und das auch nur in bestimmten Kontexten.

6.5   Komplementarität

Interagiere ich mit einer bestimmten Person, dann weist sie ganz sicher eine oder mehrere dieser Motive auf, d. h. auch in der Interaktion *mit mir* will sie eine bestimmte Art von Feedback haben.

Ich kann mich nun dazu entscheiden, ob ich mich dazu komplementär verhalten will oder nicht.

Falls ich das will, ist es als Erstes erforderlich, dass ich verstehe, *welches* Motiv die Person aufweist (oder zentral aufweist), also welche Art von Feedback sie will (auf welches Feedback sie besonders positiv anspricht). Denn nur dann, wenn ich das weiß, kann ich mich wirklich komplementär verhalten.

Und dann muss ich eine Vorstellung davon entwickeln, *wie* ich das komplementäre Handeln realisiere: Bei den einzelnen Motiven wurden dazu schon einige Beispiele aufgezeigt.

Wenn ich das tue, dann kann ich ziemlich sicher davon ausgehen, dass das die Beziehung zu meinem IP verbessern wird!

Literatur

Sachse, R. (2000). Perspektiven der therapeutischen Beziehungsgestaltung. In M. Hermer (Hrsg.), *Psychotherapeutische Perspektiven am Beginn des 21. Jahrhunderts* (S. 157–176). DGVT-Verlag.

Sachse, R. (2006). *Therapeutische Beziehungsgestaltung.* Hogrefe.

7

Schemata

In diesem Kapitel wird auf die Bedeutung von Schemata eingegangen, sowohl für die Person selbst, als auch für Interaktionspartner. Es wird auf die vier relevanten Schema-Arten näher eingegangen: Selbst-, Beziehungs-, Norm- und Regel-Schemata. Insbesondere wird auf die Bedeutung von Schemata bei der Entstehung von schwierigem Interaktionshandeln eingegangen.

7.1 Arten und Funktion von Schemata

Wie ausgeführt bestehen Schemata aus zwei Aspekten:

- Aus ihrem Inhalt und
- aus ihrer Funktion.

Den Inhalt bilden *„Überzeugungen"*, z. B. eben Überzeugungen über mich selbst (= Selbst-Schemata) und

© Der/die Autor(en), exklusiv lizenziert durch Springer-Verlag GmbH, DE, ein Teil von Springer Nature 2021
R. Sachse, *Warum Gespräche scheitern,*
https://doi.org/10.1007/978-3-662-63475-2_7

Überzeugungen über Beziehungen (= Beziehungs-schemata).

Die Funktion eines Schemas besteht darin, dass ein solcher Inhalt durch eine bestimmte Situation „aktiviert" werden kann und *dann* übt das Schema seinen Einfluss aus: Es beeinflusst Denken, Fühlen und Handeln.

Viele Schemata, die Menschen aufweisen, sind *positiv:* Das bedeutet, die Überzeugungen sind angenehm, optimistisch o. a.

So kann eine Person z. B. Selbst-Schemata aufweisen wie:

- Ich bin ok.
- Ich bin kompetent.
- Ich bin intelligent.
- Ich bin attraktiv.
- Ich sehe gut aus.
- Ich bin wichtig.
- Ich spiele im Leben anderer eine wesentliche Rolle.
- Ich komme gut alleine klar.
- Ich kann selbst Entscheidungen treffen.
- Ich kann meine Grenzen schützen usw.

Solche positiven Schemata wirken sich natürlich auf das Denken, Fühlen und Handeln *günstig* aus: Wenn ich z. B. in eine Leistungssituation komme und ein Schema aktiviert wird wie „ich bin kompetent, ich bin intelligent" u. a., dann kann ich die Situation als Herausforderung betrachten: Ich denke „das schaffe ich, das kriege ich hin, ich habe Zutrauen zu mir, nehme die Situation in Angriff". Ich bin auch nicht von Selbstzweifeln abgelenkt, habe keine Angst zu versagen, kann mich voll auf die Aufgabe konzentrieren und damit kann ich dann auch erfolgreich sein.

Positive Schemata erzeugen auch hohe Motivation: Eine Aufgabe, die ich bewältigen kann und an der „ich mich messen kann", *will* ich auch bewältigen, ich bin hoch motiviert, mich ihr zu stellen.

Von besonderer Bedeutung sind dabei sogenannte „Selbst-Effizienz-Erwartungen": Also die Annahme, dass ich ein bestimmtes handeln tatsächlich zustande bringe *und* dass dieses Handeln dann auch die angestrebte Effekte erzeugen wird.

Hohe Selbst-Effizienz-Erwartungen wirken sich *besonders* positiv auf die Motivation aus.

Dagegen wirken sich negative Erwartungen („ich kann bestimmte Handlungen nicht hinkriegen", „egal, was ich tue, es bewirkt nichts") stark beeinträchtigend auf die Motivation zu handeln: Wenn ich denke, dass ich ohnehin nichts bewirken kann, wird meine Motivation zu handeln gleich Null!

Wir alle haben viele positive Schemata, die uns die Bewältigung von Situationen erst ermöglichen. Solche Schemata sind also *Ressourcen,* sie sind Stärken, die uns das Leben erleichtern.

Auch Beziehungsschemata können positiv sein, wie z. B.:

- In Beziehungen wird man respektiert.
- In Beziehungen wird man ernst genommen.
- Beziehungen sind verlässlich.
- Andere verhalten sich solidarisch.
- Andere respektieren meine Autonomie.
- Andere respektieren meine Grenzen u. ä.

Solche Schemata wirken sich positiv auf meine Beziehungsgestaltung aus, vor allem, weil sie *Vertrauen* erzeugen: Ich vertraue darauf, von IP gut behandelt zu werden, darauf, dass ich mich auf andere verlassen kann, dass Beziehungen kalkulierbar sind usw.

Damit kann ich dann auch vertrauensvoll in eine Beziehung gehen: ich denke, dass die Interaktion gut verlaufen wird, ich muss nicht vorsichtig sein, kann mich entspannen, kann die Beziehung genießen usw. Ich bin in Interaktionen auch nicht empfindlich, nicht skeptisch, nicht „auf der Hut" o. a.

Leider erwerben die allermeisten Menschen in ihrer Biographie auch *negative Schemata,* also Schemata mit negativen Überzeugungen.

So entwickeln sich negative Selbst-Schemata wie:

- Ich bin nicht ok.
- Ich bin nicht kompetent.
- Ich bin ein Versager
- Ich bin nicht attraktiv.
- Ich bin nicht wichtig.
- Ich habe keine positiven Eigenschaften.
- Ich komme alleine nicht zurecht.
- Ich kann IP nicht an mich binden u. a.

Solche negativen Schemata sind dysfunktional, weil sie in bestimmten Situationen aktiviert werden und dann zu *Selbstzweifeln,* negativen Erwartungen führen, weil sie Interpretationen erzeugen wie „ich werde scheitern, ich werde abgelehnt, ich werde verlassen" u. a. Und weil sie Realitätseinschätzungen „schreddern", also völlig aushebeln und damit Interpretationen erzeugen, die mit „der Realität" nichts mehr zu tun haben.

Weise ich ein Schema auf wie „ich bin ein Versager", dann löst eine Leistungssituation Gedanken aus wie „ich schaffe es nicht, ich werde kritisiert, ich werde abgelehnt" usw.

Dies führt zu der Annahme, man werde versagen und das kann zu Angst und zu starken Vermeidungstendenzen führen.

In der Situation kann man sich dann gar nicht auf die Aufgabe selbst konzentrieren, sondern ist abgelenkt durch Gedanken an Scheitern, Blamage, Konsequenzen usw. Dies beeinträchtigt dann mehr oder weniger stark die eigene Leistungsfähigkeit und erhöht dann tatsächlich die Wahrscheinlichkeit zu versagen.

Einen solchen Prozess nennt man *„selbsterfüllende Prophezeiung"*: Die Vorhersage „ich werde scheitern" löst Prozesse aus, die meine Leistung beeinträchtigen und mich damit scheitern lassen. Meine eigene Erwartung zu scheitern lässt mich dann scheitern. Und da die Person in dem Augenblick „dem Schema glaubt", interpretiert sie das Versagen als eine Bestätigung des Schemas: Damit wird das Schema immer negativer und hartnäckiger.

7.2 Psychologische Charakteristika von Schemata

Schemata zeigen bestimmte, hoch relevante, psychologische Charakteristika, die man unbedingt beachten muss.

Charakteristika von Schemata sind:

- Schemata werden automatisch aktiviert.
- Ihre Aktivierung erzeugt sogenannte „automatische Gedanken", also Gedanken, die ich gar nicht denken will, die sich mir aufdrängen und die ich nur schwer kontrollieren kann.

- Diese Gedanken führen zu bestimmten Interpretationen, also z. B. zu der Interpretation einer Situation als unlösbar, schwierig, gefährlich usw.
- Rational kann ich wissen, dass das alles Unsinn ist, aber rationales Denken wird durch automatische Gedanken „überschrieben": *Sind Schemata aktiviert, spielen rationale Einschätzungen keine Rolle mehr!*
- Damit ist deutlich, dass Schemata sehr „wirkmächtig" sind: Sie beeinflussen in sehr hohem Maße mein Denken, Fühlen und Handeln, selbst dann, wenn ich das nicht will!
- Und negative Schemata üben eben einen negativen Einfluss aus: Sie führen zu ungünstigem Denken, Fühlen und Handeln, zu solchem, das mir (hohe) Kosten verursacht!

Menschen weisen aber nicht nur negative Selbstschemata auf, sondern auch negative Beziehungsschemata, z. B.:

- In Beziehungen wird man bewertet.
- In Beziehungen wird man abgewertet.
- In Beziehungen wird man nicht ernst genommen.
- Beziehungen sind nicht verlässlich.
- IP versuchen, einen einzuschränken und zu kontrollieren.
- IP überschreiten Grenzen usw.

Negative Beziehungsschemata haben vor allem einen Effekt: Sie führen zu *Misstrauen!*

Wenn ich davon ausgehe, ich werde in Beziehungen grundsätzlich negativ bewertet und ich das natürlich nicht will, dann resultiert daraus, dass ich vorsichtig sein muss: Ich darf nichts von mir preisgeben, darf mir keine Fehler leisten, muss mein Verhalten kontrollieren usw. *Ich kann also nicht authentisch sein,* denn dann könnte ich eben negativ bewertet werden!

Ich gehe damit mit einem (mehr oder weniger großen) *Misstrauen* in eine Beziehung: Ich denke, es wird etwas Negatives passieren, etwas, das mir schadet usw. Also muss ich vorsichtig sein, darf mich nicht öffnen, darf mich „nicht zeigen" usw.

Alle diese Verhaltensweisen beeinträchtigen jedoch in hohem Maße eine gute Beziehungsaufnahme und eine gute Beziehungsgestaltung! *Denn am besten „funktioniert" eine Beziehung, wenn ich authentisch bin:* Wenn ich mich zeige, wenn ich anderen *nichts* vormache, wenn andere erkennen können, wer ich bin und was man von mir zu erwarten hat.

Ein massives Misstrauen kann sogar dazu führen, dass ich gar keine Beziehungen eingehe oder mich zwar auf eine einlasse, dennoch versuche, immer zu kontrollieren, immer versuche, nicht offen zu sein usw.: Wir sagen, die Person „lässt sich nur unter Vorbehalt auf eine Beziehung ein"! Damit kann sie sich in einer Beziehung aber nie wirklich entspannen, kann sich nie auf einen IP wirklich einlassen, kann nie Nähe zulassen und genießen: Sie beeinträchtigt selbst ihre Beziehung sehr stark!

Und: Das Misstrauen kann auch wieder zu selbsterfüllenden Prophezeiungen führen: Ich bin einem IP gegenüber misstrauisch, ich unterstelle ihm, gegen mich zu sein. Der IP ist darüber so verärgert, dass er nun tatsächlich gegen mich ist.

7.3 Hyper-allergische Reaktionen

Wie gesagt sind solche Schemata die Grundlage der „hyperallergischen Reaktionen": Da Schemata unter Umständen sehr schnell, schon bei ganz leichten, unscheinbaren Stimuli aktiviert werden können und zu sehr ungünstigen Interpretationen führen, kann das schon zu massiven Reaktionen der Person führen! Und das ist die „hyperallergische Reaktion": Minimale Stimuli führen (schnell) zu massiven Reaktionen!

Hat eine Person z. B. ein Schema „in Beziehungen wird man nicht wahrgenommen", dann kann in der Interaktion mit einer anderen Person ein Auslöser schon darin bestehen, dass diese Person einen Augenblick lang unaufmerksam ist: Obwohl sie ansonsten genau zuhört, kann dieser winzige Anlass unter Umständen reichen, das Schema zu aktivieren! Und: Eine Schema-Aktivierung *überschreibt* jede rationale Einschätzung!

Rational kann die Person wissen, dass ihr der IP viel Aufmerksamkeit gibt. Wird das Schema jedoch aktiviert, dann denkt die Person: „Ich bekomme mal wieder keine Aufmerksamkeit. Ich werde immer ignoriert." O. ä. Und obwohl es dafür gar keinen Anlass gibt (sogar Anlass zu dem genauen Gegenteil), reagiert die Person unter Umständen enttäuscht und traurig.

Eventuell äußert sie das auch: „Es enttäuscht mich sehr, dass auch Du mir nicht zuhörst."

Dann kann der IP, der ihr volle Aufmerksamkeit gegeben hat, „aus allen Wolken fallen". Er versteht unter Umständen überhaupt nicht, was los ist und ist vielleicht sogar beleidigt oder gekränkt.

An diesen Beispielen sieht man schon sehr gut, wie Schemata zu schwierigen Interaktionssituationen führen können.

8

Normen und Regeln

Norm- und Regel-Schemata spielen für die Entstehung problematischen Interaktionsverhaltens eine besonders wesentliche Rolle. Daher wird in diesem Kapitel auf diese Schema-Arten sowie auf ihre psychologischen Konsequenzen ausführlich eingegangen.

8.1 Einleitung

Weist eine Person negative Schemata auf, dann stellt das für das psychische System *ein Problem* dar: Das erzeugt in dem System eine *Diskrepanz,* eine Art „schwarzes Loch", denn das führt zu Unbehagen, negativen Affekten und Emotionen, zu Misserfolgen usw. *Die negativen Schemata stellen damit eine große Belastung für das psychische System dar.*

Damit entsteht eine *Tendenz, etwas dagegen zu tun,* dazu einen Ausgleich zu schaffen. Und diese Tendenz

© Der/die Autor(en), exklusiv lizenziert durch Springer-Verlag GmbH, DE, ein Teil von Springer Nature 2021
R. Sachse, *Warum Gespräche scheitern,*
https://doi.org/10.1007/978-3-662-63475-2_8

nennen wir *Kompensationstendenz:* Es ist eine Tendenz, die negativen Schemata zu kompensieren.

Eine Möglichkeit, das zu tun, besteht darin, sogenannte Normen und Regeln zu entwickeln.

Dabei kompensieren Normen vor allem negative Selbstschemata und Regeln vor allem negative Beziehungsschemata.

8.2   Normen

Normen sind Vorschriften, *die ich für mich selber entwickele* oder die ich in der Biographie von Bezugspersonen übernehme („internalisiere").

Eine Norm definiert, was ich tun sollte, tun muss oder nicht tun darf.

Normen sind z. B.:

- Ich darf keine Fehler machen.
- Mach Dich wichtig.
- Sei erfolgreich.
- Sei der Beste.
- Und andere.

> **Übersicht**
>
> Eine Norm ist damit eine *Vorschrift für mich selbst,* die mehr oder weniger subjektiv verbindlich ist: Manche Normen sind eher „Empfehlungen": „Es wäre gut, Du wärst erfolgreich."
>
> Viele Normen sind jedoch für eine Person hoch verbindlich oder sogar extrem zwingend: „Du musst auf alle Fälle erfolgreich sein!"

Solche „ich muss, ich sollte, ich darf nicht"-Sätze sind die *Inhalte der Normen.* Normen haben aber auch den

Charakter von Schemata: Sie werden durch bestimmte Situationen automatisch aktiviert und beeinflussen dann, ob man will oder nicht, Denken, Fühlen und Handeln. Ich spüre dann eine starke Tendenz, etwas Bestimmtes zu tun oder nicht zu tun, ich kann mich sogar stark unter Druck fühlen und wenn ich nicht tue, was die Norm von mir will, erzeugt sie das, was man ein „schlechtes Gewissen" nennt, also einen (hoch) unangenehmen, negativen Affekt, der mich veranlasst, der Norm doch zu folgen oder der, falls das nicht möglich ist, zu „Reue" führt.

Manche Normen sind damit *sehr wirkmächtig:* Sie können das Handeln einer Person u. U. in extrem hohem Maße bestimmen (z. B. bei Personen mit einer sogenannten „zwanghaften Persönlichkeitsstörung").

Daher können Normen für eine Person äußerst zwingend sein!

Der kompensatorische Charakter wird deutlich, wenn man sieht, dass eine Person, die ein Selbstschema aufweist „ich bin ein Versager", eine Norm entwickelt „sei erfolgreich": Denn wenn sie der Norm folgt, dann erzeugt sie positives Feedback und das „besänftigt" das negative Schema! (Wie wir gesehen haben wird das Schema dadurch nicht verändert, es wird aber deaktiviert, also tritt vorübergehend (bis es wieder aktiviert wird) in den Hintergrund. Auf diese Weise hält die Norm das negative Selbstschema „unter Kontrolle".

Weise ich ein Selbstschema auf wie „ich bin nicht wichtig", dann entwickele ich eine Norm wie „mach Dich wichtig" oder sogar „sei die Wichtigste".

Normen geben damit auch Ziele an, die eine Person erreichen soll. Diese Ziele können nun realistisch sein, so, dass eine Person sie (bei Anstrengung) erreichen kann, sie können aber auch unrealistisch sein, sodass eine Person diese mit ihren Ressourcen (selbst bei hoher Anstrengung) nicht erreichen kann.

Die Ziele von Normen sind sogenannte *„Vermeidungsziele"*: Sie definieren Zustände, die *nicht* eintreten sollen und die man eben *nicht* will. Das ist oft nicht leicht erkennbar: So ist eine Norm „sei der Beste" ein Vermeidungsziel, weil es damit der Person im Grunde darum geht, nicht kritisierbar zu sein („wenn ich der Beste bin, kann mich niemand kritisieren"). Und damit wird deutlich, dass es sich tatsächlich um ein Vermeidungsziel handelt!

Während Annäherungsziele positive Zustände anstreben, streben Vermeidungsziele das *Nicht-Eintreten* negativer Zustände an: Damit erzeugt das Erreichen von Annäherungszielen Zufriedenheit, das Erreichen von Vermeidungszielen aber *nicht*: Das Erreichen von Vermeidungszielen reduziert Anspannung, Angst, Unsicherheit u. a., aber es erzeugt *nie* einen Zustand von *Zufriedenheit!*

Wenn man ein Ziel setzt, dann sollte man einen *Standard* setzen, der angibt, wann man das Ziel erreicht hat: Z.B. was man erreicht haben muss, um „erfolgreich" zu sein. Tut man das nicht, ist das Ziel „unstillbar", d. h. man hat es nie erreicht und muss immer weiter machen, kommt aber nie an (weil man nie weiß, wann es genug ist).

Und so sollten auch Normen Standards haben, die angeben, wann die Norm erfüllt ist. Das Problem, was die meisten Normen aber haben, ist, dass sie *keine Standards definieren!* also sind sie auch prinzipiell nie erfüllbar und damit sind sie massive „Antreiber". Antreiber, die zu einem „höher, schneller, weiter" führen, das man aber nie zufriedenstellen kann.

Viele Personen, die stark durch Normen angetrieben werden, empfinden das als sehr anstrengend und als einschränkend, denn die Norm lässt u. a. ein anderes Handeln nicht zu.

Vor allem aber haben die Personen den Eindruck, dass sie trotz aller Anstrengungen nie wirklich zufrieden werden: Das verblüfft sie oft, denn sie denken ja, durch ihre hohe Anstrengung müssten sie „mal irgendwo ankommen". Sie merken aber oft, dass das nicht passiert, dass sie nie genug haben. Dieses Phänomen kann man, wie ausgeführt, aufgrund der Schema-Theorie sehr gut erklären und es wird auch deutlich, dass der einzige Weg aus dem Käfig darin besteht, seine Normen zu verändern (oft geht das aber nur durch Psychotherapie).

8.3   Regeln

Regeln sind dagegen keine Vorschriften für mich selbst, *sondern Vorschriften für andere,* für IP: *Es sind Erwartungen, die ich an IP richte,* darüber, wie diese sich mir gegenüber zu verhalten haben, was sie tun sollen oder müssen und darüber, was sie auf keinen Fall tun dürfen. Regeln kompensieren vor allem Beziehungsschemata.

Regeln sind z. B.:

- Man hat mich respektvoll zu behandeln.
- Man hat mich zu beachten.
- Man hat mich ernst zu nehmen.
- Man hat mich nicht zu behindern.

Regeln enthalten daher immer *Erwartungen* und die können aus Sicht der Person für IP mehr oder weniger verbindlich sein: Es gibt Regeln, die eher Wünsche sind: „Es wäre schön, wenn andere XY täten." Es gibt aber auch Regeln, die absolute Vorschriften sind: „Man darf mich auf gar keinen Fall respektlos behandeln!"

Auch hier wird der kompensatorische Charakter von Regeln schnell deutlich: Wenn man ein Beziehungsschema

hat wie „ich werde nicht beachtet", dann kompensiert
eine Regel „man hat mich zu beachten" das Schema, denn
wenn ich eine solche Regel habe und sie in Interaktionen
durchsetze, dann *werde ich beachtet,* d. h. genau das, was
das Beziehungsschema „vorhersagt", tritt nicht ein!

Dieses Beispiel macht deutlich, dass eine Regel mehrere
Komponenten hat:

- Die Regel ist mehr oder weniger „scharf" formuliert,
  von „es wäre schön, man würde mich beachten" bis
  „man hat mich auf alle Fälle immer zu beachten".
- Die Regel wird interaktionell in unterschiedliche Handlungen umgesetzt: Ich kann einen IP höflich darum
  bitten oder ich kann es harsch verlangen.

*Eine Person, die Regeln setzt, glaubt fast immer daran, dass
sie dazu berechtigt ist, diese Regel zu setzen* (wir nennen
das die „Legitimationsannahme"). Dies ist eine Selbsttäuschung, denn tatsächlich gibt es dazu keinerlei
Legitimation! Meist geht die Person „ganz selbstverständlich" davon aus, dass sie solche Regeln setzen darf und
stellt das selbst gar nicht infrage!

Tatsächlich bin ich aber nicht „der Gesetzgeber" für
meine IP, ich kann ihnen nicht vorschreiben, was sie zu
tun oder zu lassen haben, weder der Bundestag, noch
Jupiter haben mich mit derartigen Sonderrechten aus-
gestattet: Legitimation ist immer eine Illusion!

Die Person fühlt sich dann meist auch *legitimiert, einen
IP zu bestrafen,* wenn er sich nicht an die Regel hält und
diese Strafaktion kann

- nur in der Phantasie stattfinden,
- kann sanft sein, indem man dem Partner sagt, man sei
  enttäuscht, dass er XY nicht getan hat,

- kann aber auch extrem harsch ausfallen, indem man den Partner z. B. anschnauzt, abwertet, niedermacht, wenn er nicht tut, was man von ihm erwartet.

8.4 Psychologische Konsequenzen

Normen und Regeln haben in der Regel sehr unterschiedliche psychologische Konsequenzen.

Normen können, wenn sie sehr stark und sehr starr sind, eine Person sehr stark unter Druck setzen. Verstößt eine Person selbst gegen eine starke Norm, löst das oft Angst aus, aber auch ein sogenanntes „schlechtes Gewissen" oder Reue. Daher können Normen eine Person sehr stark einschränken und sich „wie eine Zwangsjacke" anfühlen.

Hohe Leistungsnormen („sei immer der Beste") können eine Person extrem antreiben, dazu bewegen, ihre eigenen Belastungsgrenzen zu ignorieren und damit auf psychosomatische Erkrankungen zusteuern.

Dagegen haben Regeln meist *interaktionelle Konsequenzen:* Wenn ich anderen Regeln auferlege, dann kann es schnell sein, dass die IP sich kontrolliert, bevormundet, reglementiert fühlen und das Ärger und Reaktanz auslöst. Sind die Regeln sehr „unverschämt", setze ich sie harsch durch und/oder bestrafe ich IP für die Regel-Nichteinhaltung, dann ist die Wahrscheinlichkeit sehr hoch, dass ich IP damit *massiv verärgere:* Und dann werden sie irgendwann den Regeln gar nicht mehr folgen und ihre Beziehung zu mir wird sich (massiv) verschlechtern.

> Wir sagen deshalb: *Regeln sind potentiell interaktionstoxisch,* sie „vergiften" Beziehungen. *Daher führt eine starke Regel-Setzer-Struktur meist zu hohen Interaktionskosten:* Die Beziehungen verschlechtern sich!

Für die Person, die Regeln setzt, hat das aber auch selbst starke emotionale Konsequenzen: Regeln sind Erwartungen und emotionstheoretisch führt die Frustration von Erwartungen zu *Ärger.*

Das bedeutet: Setze ich eine Regel und der IP erfüllt diese nicht, löst das in der regelsetzenden Person selbst Ärger aus. Und zwar umso mehr, je stärker die Regel ist und je stärker ich mich legitimiert fühle, die Regel zu setzen.

Man sieht das sehr schön bei Personen, die die Regel aufweisen „man hat mich nicht zu behindern": Diese Regel wird dann z. B. im Straßenverkehr relevant: Wenn die Person morgens von ihrer Wohnung zur Arbeit fährt, dann hat sie die Erwartung, dass sie in der Standt ungehindert 60 km/h fahren kann; sie erwartet auch, dass langsamere Autos ihr Platz machen.

Fährt aber jemand vor ihr 45 km/h, ohne „aus dem Weg zu gehen", dann kann das bei der Person massiven Ärger auslösen, der sich in Schimpfattacken Luft macht: „Diese verdammten Schnarchnasen! Die sollen doch im Verkehrskindergarten fahren! Solche Idioten kann man doch nicht auf die Straße lassen!" u. ä.

Den Ärger kann ich kommunizieren, wodurch ich unter Umständen auch Ärger beim IP auslöse, also wieder Interaktionskosten schaffe.

Der Ärger tut der Person aber auch selbst nicht gut. Weist eine Person eine sehr starke Regel-Setzer-Struktur auf, hat also viele starre Erwartungen an IP, dann passiert wahrscheinlich Folgendes:

- Die IP werden die Erwartungen oft nicht erfüllen, wodurch *häufig* Ärger ausgelöst wird.
- Die Frustration der massiven Erwartungen löst dann immer *massiven Ärger* aus.

Es ist aber deutlich, dass eine solche Bedingung stark gesundheitsschädlich ist: Denn ein hohes offenes oder verdecktes Ärgerpotential kann schnell zu Bluthochdruck und der Entwicklung einer koronaren Herzerkrankung führen. Und daher muss man leider sagen, dass massive Regelsetzung oft nicht nur (massive) Interaktionskosten erzeugt, sondern auch (hohe) Gesundheitskosten!

> Regel-Schemata haben jedoch noch eine andere unangenehme Eigenschaft: Sie reagieren oft *hyper-hyper-allergisch: Schon sehr geringe Regelverletzungen durch einen IP kann eine Person zu massiven aggressiven Reaktionen veranlassen!* Und dadurch entstehen dann für den IP schnell sehr unangenehme schwierige Interaktionssituationen, die den IP hilflos, betroffen, aber auch (massiv) ärgerlich machen können, da er sich seinerseits nicht so behandeln lassen will!

Von allen Schema-Arten sind Regel-Schemata interaktionell die Brisantesten: Gerade Regel-Schemata führen in sehr hohem Maße zu schwierigen Interaktionssituationen und sind daher „hoch interaktionstoxisch"!

Eine Person, die in hohem Maße Regeln setzt, erzeugt praktisch immer ein hohes Maß an Interaktionsproblemen, verärgert schnell IP, verschlechtert Beziehungen usw.

9

Manipulation

Trailer

Personen realisieren Manipulationen: Sie versuchen, Interaktionspartner mit intransparenten Mitteln dazu zu bringen, etwas zu tun, was sie eigentlich nicht tun wollen.
Manipulationen konstituieren besonders schwierige Interaktionssituationen, deshalb wird dieses Thema in diesem Kapitel ausführlich behandelt.

Das Thema „Manipulation" ist im vorliegenden Zusammenhang von besonderer Bedeutung.

Manipulationen passieren ständig: Ich manipuliere IP und die manipulieren mich.

Manche Manipulationen sind „harmlos", sie haben keine negativen Konsequenzen. Manche Manipulationen erzeugen in Interaktionen aber auch massive Probleme, weshalb wir uns hier näher mit diesem Thema befassen wollen.

R. Sachse, *Warum Gespräche scheitern*,
https://doi.org/10.1007/978-3-662-63475-2_9

Um Manipulationen und deren Wirkungen zu verstehen, muss man als Erstes das Prinzip der Reziprozität kennenlernen.

9.1 Reziprozität

Man könnte fälschlicherweise den Eindruck haben, es sei einfach, eine Beziehung zu führen, vor allem eine partnerschaftliche Beziehung. Die eigene Erfahrung kann einen aber schnell Gegenteiliges lehren: Man muss vielmehr davon ausgehen, dass eine Beziehung *gut* zu führen so ziemlich das Schwierigste ist, was man als Mensch tun kann. Dagegen ist die Lösung von Gleichungen der allgemeinen Relativitätstheorie reiner Kinderkram!

Ob es zwei Partnern gelingt, eine Beziehung über lange Zeit gut zu gestalten, hängt psychologisch von vielen Bedingungen ab. In dem gegenwärtigen Kontext will ich aber nur eine einzelne Bedingung herausgreifen, die ich allerdings auch für die Wichtigste und Grundlegendste halte.

Es handelt sich dabei um die sogenannte „Ausgleichsregel" oder *„Reziprozitätsregel"*: Sie besagt, dass eine Beziehung eine gute Chance hat, gut zu funktionieren, wenn beide Partner dafür Verantwortung übernehmen, also *wenn beide darauf achten, dass sie etwa gleich viel für die Beziehung tun und etwa gleich viel von der Beziehung profitieren.*

Dabei achten beide Partner darauf, *dass über einen längeren Zeitraum hinweg Ausgleich geschaffen wird,* sodass kein IP sich benachteiligt oder ausgebeutet fühlt.

Diese *Reziprozitätsregel* ist von sehr großer Bedeutung: Sie besagt, dass über einen längeren Zeitraum hinweg beide Partner den Eindruck haben, dass beide Partner ungefähr gleich viel für die Beziehung tun und ungefähr gleich viel von der Beziehung profitieren.

Dabei muss ein Ausgleich *nicht objektiv* gegeben sein: Die Partner „müssen den *Eindruck* haben", bedeutet, dass der Ausgleich nach subjektiven Standards gegeben ist: Objektiv, „von außen betrachtet", kann eine Person durchaus mehr für die Beziehung tun oder mehr von ihr profitieren. Ist das aber für beide Partner ok, dann ist es auch für die Beziehung in Ordnung, es herrscht *subjektiv* Ausgleich, selbst wenn das objektiv nicht so erscheint.

Es kommt auch nicht darauf an, dass ein absolut genauer Ausgleich geschaffen wird: Es muss, dem Eindruck nach, nur „ungefähr" stimmen.

Der Ausgleich muss auch nicht zu jedem Zeitpunkt gegeben sein: Wenn mein Partner eine Prüfung macht, gerade in einer Krise ist o. ä., dann kann ich natürlich eine Zeit lang mehr für ihn tun, als er für mich tut, das kann völlig in Ordnung sein. Nur sollte man dann irgendwann wieder für Ausgleich sorgen, d. h. über einen längeren Zeitraum hinweg sollte „die Bilanz ausgeglichen" sein.

Lässt einer der Partner den anderen aber mehr tun, als er selbst einbringt, dann verletzt er diese Regel. Z. B. wenn sich ein Partner nie an Hausarbeit beteiligt, sondern alles seine Partnerin machen lässt; wenn sie sich nicht um Rechnungen, anfallende Probleme usw. kümmert und ihm alles „delegiert".

Das Problem dabei ist, dass in diesem Fall ein Partner sich irgendwann ausgenutzt, ausgebeutet, schlecht behandelt, ungerecht behandelt u. a. fühlt.

Und daraus resultiert ein Zustand, der relativ gefährlich ist für jede Beziehung: *Unzufriedenheit.*

Wenn ich durchweg den Eindruck habe, ich muss mehr tun als der andere, während der andere sich „die Rosinen aus dem Kuchen pickt", dann entsteht Unzufriedenheit. Ich fühle mich ausgenutzt und je stärker ein solcher Eindruck ist, desto stärker ist die Unzufriedenheit, die entsteht.

> Unzufriedenheit ist ein Zustand, der kumuliert: Wird kein Ausgleich geschaffen, der Unzufriedenheit immer wieder reduziert, wächst Unzufriedenheit über die Zeit an: Manchmal nur langsam, manchmal schnell, je nach Handeln der IP.

Es ist wichtig, dass man sich das völlig klar macht: *Dass Unzufriedenheit anwächst.* Jedes Ereignis, das Unzufriedenheit auslöst, addiert sich zu der schon bestehenden Unzufriedenheit. Dann kann es immer wieder Ereignisse geben, die mich zufrieden machen und das reduziert das Maß an Unzufriedenheit.

Kommt aber mehr Unzufriedenheit dazu als abgezogen wird, dann kumuliert die Unzufriedenheit.

In manchen Beziehungen verläuft die Kumulation sehr langsam, in anderen wächst sie aber sehr schnell an.

Bei Unzufriedenheit gibt es *zwei kritische Schwellen:*

- *Die Wahrnehmungsschwelle:* Bis zu einer bestimmten Intensität von Unzufriedenheit kann ich diese ignorieren, ausblenden oder mir einreden, es sei alles in Ordnung: Selbst-Täuschungsstrategien lassen sich noch effektiv einsetzen. Von einer bestimmten Intensität an kann ich das nicht mehr oder nicht mehr vollständig: Die Unzufriedenheit wird deutlich.

- *Die Handlungsschwelle:* Dann kann ich aber oft mein Handeln noch kontrollieren: Obwohl ich unzufrieden bin, lasse ich das meinen Partner nicht spüren, ich reagiere nicht sauer oder verärgert, ich kann unter Umständen auch so tun, als sei „alles in Ordnung".

Steigt die Unzufriedenheit weiter an, dann überschreitet sie aber die Handlungsschwelle: Ich kann (oder will) meine Handlungen nicht mehr kontrollieren. Ich beschwere mich, kritisiere oder ich werde sogar zunehmend ärgerlich und sauer. Schafft das Paar es dann nicht, die Situation zu klären, sich auszutauschen, zu verhandeln *und tragfähige Kompromisse zu machen,* dann verschlechtert sich die Beziehung und das geschieht dann immer schneller.

> Das bedeutet: Anhaltende und zunehmende Unzufriedenheit wirkt „interaktionstoxisch": Sie vergiftet die Beziehung – erst langsam und dann immer schneller (exponentiell!).

Genau ein solcher Zustand kann sehr wirksam *verhindert* werden, wenn sich ein Paar an die Reziprozitätsregel hält: Kurzzeitig kann dann mal Unzufriedenheit entstehen, sie wird aber durch den Ausgleich immer wieder reduziert. Verletzt in einer Beziehung jedoch einer der Partner die Reziprozitätsregel über längere Zeit, dann entsteht fast notwendigerweise beim anderen Partner Unzufriedenheit und diese wächst dann mit der Zeit an.

Wie schnell solche Unzufriedenheit zu einem manifesten Problem wird, hängt von der Psyche der Partner ab: Ein Partner mit einem eher dependenten Stil wird erst relativ spät unzufrieden, weil er sich vom Partner

„viel gefallen lässt". Eine Person mit einem narzisstischen Stil dagegen wird schnell unzufrieden.

Irgendwann „knallt" es in der Beziehung: Im ungünstigen Fall beendet das dann die Beziehung. Und: Bei manchen Partnern knallt es schnell, bei anderen kann das lange dauern!

9.2   Was ist Manipulation?

Wir alle haben in Interaktionen manchmal Wünsche an einen Partner, die nicht mit den Wünschen des Partners übereinstimmen:

- Ich möchte gekrault werden, aber mein Partner hat keine Lust darauf.
- Ich möchte den Abend mit Freunden verbringen, aber mein Partner möchte, dass ich zuhause bleibe.
- Ich möchte mich vor dem Abwasch drücken, aber mein Partner lässt das nicht zu,
- Ich möchte Sex, aber mein Partner hat keine Lust.
- Ich möchte, dass mein Partner sich um mich kümmert, aber der hat etwas anderes vor usw. usw.

Solche Situationen entstehen in Partnerschaften ständig.

Bin ich mit einer solchen Situation konfrontiert, dann habe ich prinzipiell drei Möglichkeiten, damit umzugehen:

1. Ich kann auf meinen Wunsch verzichten und akzeptieren, dass mein Partner nicht will.
2. Ich kann authentisch handeln, also meinen Wunsch offen ansprechen und mit dem Partner offen verhandeln.
3. Ich kann meinen Partner manipulieren.

Es ist klar, dass eine Person *besonders dann zu manipulativen Strategien greift, je stärker sie denkt, dass ein authentisches Handeln nicht wirkt.*

Eine Person kann nun in ihrer Biographie noch eine generelle Annahme gelernt haben: „Authentisches Verhalten bringt generell nichts." Dann ist es sehr wahrscheinlich, dass die Person sehr häufig oder sogar in jedem Fall manipulative Strategien realisiert.

Übersicht

Manipulation bedeutet, dass ich einen IP dazu veranlassen kann, *etwas für mich zu tun,* was er im Augenblick „eigentlich" gar nicht will und zwar mit intransparenten Mitteln, also mit Tricks, Täuschungen und Strategien.
Diese Definition hat einige Komponenten:

1. Ich will, dass mein IP etwas tut, was er (zumindest im Augenblick, vielleicht aber auch prinzipiell) gar nicht tun will.
2. Ich möchte, dass er das *für mich* tut.
3. Da er das aber von sich aus nicht will, muss ich ihn „austricksen".
4. Also verwende ich eine Strategie, mit deren Hilfe ich ihn austricksen kann.

Das illustriert das oben beschriebene Standard-Beispiel: Ein Paar hat die Vereinbarung getroffen, dass er jeden Dienstagabend mit seinen Freunden Karten spielen darf. Sie hat im Prinzip akzeptiert, dass sie dann etwas allein macht. Nun ist es Dienstagabend und sie hat keine Lust, den Abend allein zu verbringen. Sie könnte nun authentisch handeln und sagen: „Schatz, ich möchte heute abend nicht allein sein. Könntest Du Deine Runde nicht absagen und bei mir bleiben?" Sie nimmt aber an, dass das nicht erfolgreich sein würde: Wenn sie das sagt, wird er entgegnen: „Schatz, wir haben diese Vereinbarung und deshalb möchte ich gehen. Wenn Du Dich allein fühlst, dann ruf doch Deine Mutter an."

Sie geht also davon aus, dass er das, was sie möchte, nicht von sich aus tun würde. Also muss sie ihn, wenn sie ihre Wünsche dennoch durchsetzen will, manipulieren.

Also sagt sie: „Schatz, ich habe solche Kopfschmerzen! Aber geh ruhig Karten spielen!"

Dabei

- hat sie gar keine Kopfschmerzen, dies ist nur eine Behauptung (es könnte sogar sein, dass sie sogar Kopfschmerzen hat, dass sie diese aber gut aushalten kann: wir sagen dann, eine Person *„funktionalisiert"* bestimmte Symptome, also setzt sie manipulativ gegen den Partner ein),
- sie weiß allerdings, dass die Behauptung auf ihn wirken wird,
- weil sie weiß, dass er eine Norm hat der Art „kranke Partner lässt man nicht im Stich"
- und sie weiß, wenn sie das sagt, wird er sich verpflichtet fühlen, bei ihr zu bleiben.
- Und damit „kriegt sie ihn": Er macht etwas für sie, was er eigentlich gar nicht will.
- Wenn sie geschickt ist, dann äußert sie den Spruch noch dramatisch: Schatz, ich habe solche Koooooopfschmerzen. Aber geeeeeeh ruhig Karten-spielen!" – begleitet durch brüchige Stimme und leidendes Gesicht.
- Und wenn sie sehr geschickt ist, dann weiß sie, dass er zwar die Runde absagt, aber knatschig ist: Also versüsst sie ihm die Entscheidung durch guten Sex.

Das Beispiel macht noch einmal die Komponenten einer Manipulation transparent:

- Eine Person möchte für sich etwas von einem IP.
- Sie geht aber davon aus, dass der IP (zumindest im Augenblick, vielleicht aber auch prinzipiell) nicht bereit ist, ihr das zu geben, was sie möchte.
- Sie möchte aber auf ihren Wunsch nicht verzichten, sondern ihn durchsetzen.
- Sie geht davon aus, dass eine authentische Handlung nicht erfolgreich sein würde: Nur dann ist eine manipulative Strategie erforderlich!
- Also entscheidet sie sich für eine Manipulation.
- Sie entscheidet sich (in dem Beispiel) dafür, eine sogenannte „negative Strategie" zu verwenden, hier: Die Produktion von Symptomen.
- Sie geht davon aus, dass ihr Partner darauf reagieren wird, weil sie weiß, an welchen Stellen der Partner „manipulierbar" ist.
- Die Strategie basiert jedoch auf einer *Täuschung* des Partners: Es wird ihm etwas vorgemacht, was gar nicht so existiert oder was gar nicht so gemeint ist (die Person hat gar keine Kopfschmerzen!).
- Durch die Strategie werden die wahren Absichten der Person verborgen oder verschleiert, der Partner soll nicht merken, worum es „eigentlich" geht (Partner soll einfach zuhause bleiben). *Damit ist die Strategie intransparent.*
- Da der Partner getäuscht wird, durchschaut er das Manöver nicht, kann also nicht wirklich erkennen, was passiert, *kann sich also auch nicht wirklich entscheiden:* Das ist der Kern einer Manipulation.
- Und: Der Partner wird „ausgebeutet", eingespannt, funktionalisiert, indem er etwas für die andere Person tun soll.

Wenn man das alles so genau analysiert, dann klingt das alles furchtbar, nach unmoralischem Handeln, nach kriminellen Aktivitäten u. a. Man muss sich aber klarmachen, dass solche Einschätzungen und Bewertungen grober Unsinn sind: *Denn Manipulationen sind völlig normal.* Wir alle manipulieren, mehrmals täglich mit vielen IP!

Manipulation ist ein völlig normales soziales Handeln: Es besteht gar keine Veranlassung, das als verwerflich u. a. zu bezeichnen. Und: Wer im Glashaus sitzt, sollte Steine nicht einmal anfassen!

Man muss sich also klarmachen, dass die Analyse von „Manipulation" eine rein psychologische Analyse ist, zu dem Zweck, den Prozess zu verstehen. Es impliziert *keinerlei* Wertung oder Abwertung!

Ja, man kann manipulatives Handeln im Gegenteil sogar als Teil hoher sozialer Kompetenz ansehen! Wenn Sie über gute Strategien verfügen, dann kann ihnen das bei Gehaltsverhandlungen mit ihrem Chef sehr gute Dienste leisten! Wie gesagt ist Manipulation an sich gar nicht das Problem: Das Problem entsteht durch eine zu hohe Dosis, eine Dosis, mit der man die Reziprozitätsregel verletzt.

9.3   Manipulative Strategien

Eine wesentliche Frage bei Manipulation ist, *wie* jeweils manipuliert wird, wie manipulative Maßnahmen aussehen und welche manipulativen Strategien es gibt.

9.3.1 Images und Appelle

Zunächst einmal verläuft Manipulation im Detail über sogenannte *Images und Appelle.*

Wenn ich einen IP zu einem bestimmten Handeln veranlassen will, das er ansonsten nicht ausführen würde, muss ich ihm *dafür einen Grund geben, einen Anlass:* Er muss eine Vorstellung davon entwickeln, *warum er etwas Bestimmtes tun sollte.* Ich muss also eine Motivation schaffen dafür, dass er in bestimmter Weise handelt.

Übersicht

Dazu dienen sogenannte *Images.* Als Manipulator muss ich beim IP ein Image aufbauen. Ich muss dafür sorgen, dass er etwas Bestimmtes über mich glaubt, denkt und annimmt. Und ich muss dafür sorgen, dass er etwas Bestimmtes über mich *nicht* denkt, glaubt oder annimmt. *Und zwar muss ich ein solches Bild erzeugen, das dem IP vermittelt, dass ich aus bestimmten Gründen etwas Bestimmtes brauche, dass ich etwas benötige oder dass mir etwas Bestimmtes zusteht.*

Das Bild, das der IP bilden soll, muss also zu dem, was ich von ihm will, passen, es muss ihn veranlassen, das, was ich will, nun auch zu tun: Zu glauben, dass er es tun sollte, tun muss oder dass es angemessen wäre, es zu tun.

Wenn ich z. B. will, dass ein IP mich lobt, mir Anerkennung und Respekt vermittelt, dann muss ich ihm dazu eine Veranlassung geben: Ich muss also ein Bild (Image) von mir aufbauen, aus dem sich ergibt, dass man mich loben, anerkennen und respektieren kann. Also handele ich so, dass ich mich in folgender Weise darstelle:

- Ich bin hoch kompetent.
- Ich bin hoch intelligent.
- Ich bin sehr erfolgreich.
- Ich kann komplexe Probleme lösen.
- Ich kann auch schwierige Probleme bewältigen usw.

Ich möchte, dass dann genau dieses Image beim IP entsteht.

Um das zu erreichen, kann ich dann Verschiedenes tun, ich kann z. B.

- solche Situationen schildern, in denen ich komplexe Probleme gelöst habe (dabei kann das Erzählte zutreffend sein oder völlig frei erfunden!);
- von Problemen berichten, mit denen ich konfrontiert werde und davon, wie (gut) ich sie gelöst habe;
- davon erzählen, welche gut fundierten Entscheidungen ich getroffen habe;
- berichten, welche Anforderungen ich bewältigen musste, um ein komplexes Problem zu lösen usw.

Ich kann aber Erfolg usw. nicht nur verbal vermitteln, sondern tue das auch in hohem Maße *nonverbal und paraverbal,* z. B. indem

- ich Status-Symbole vorzeige: Rolex, neues, teures Laptop, teurer Anzug u. a.;
- ich laut und betont spreche;
- indem ich Fremdworte verwende, komplexe Formulierungen, „druckreif rede", keinerlei Grammatikfehler mache usw.;
- indem ich betont lässig auftrete;
- indem ich betont entspannt sitze;
- indem ich „große Gesten" realisiere, „Raum einnehme";
- indem ich mich traue, „frech" zu sein und gegen Konventionen verstoße usw.

Will ich ein bestimmtes Image realisieren, dann stehen mir sehr viele sehr unterschiedliche Möglichkeiten zur Verfügung: Sprachliche (explizite) Aussagen, aber auch Körperhaltung, Sprechart, Lautstärke, Gestik, Mimik, Symbole usw. Und ein Image kann sich nun in allen diesen Aspekten ausdrücken.

Wenn ich ein bestimmtes Image entwickeln will, dann muss ich aber meist nicht nur dafür sorgen, dass ein IP bestimmte Dinge (über mich) glaubt – ich muss vielmehr auch dafür sorgen, dass ein IP bestimmte Dinge *nicht* glaubt. Wenn ich will, dass ich für hoch kompetent gehalten werde, dann muss ich dafür sorgen, dass ein IP nichts über meine Schwächen erfährt, nicht über meine Unsicherheiten, Fehler, falsche Entscheidungen usw. Also muss ich Informationen *sorgfältig selektieren:* Alle Informationen, die einen solchen (negativen) Eindruck vermitteln könnten, muss ich „ausfiltern", weglassen o. a. Und sollte eine solche Information doch einmal „durchdringen", dann muss ich etwas tun, damit sie vom IP positiv uminterpretiert wird.

Sollte ein IP also erfahren, dass ich einen Fehler gemacht habe, dann muss ich erläutern,

- dass der Fehler marginal war,
- dass jeder diesen Fehler hätte machen können,
- dass man gute Gründe dafür hatte, dass man auf die falsche Spur geraten ist,
- dass der Fehler im Grunde ein Zeichen dafür ist, wie komplex man im Grunde denkt u.ä.

Um ein Image effektiv zu produzieren, muss ich also

- Informationen deutlich selektieren: ich darf nur *solche* Informationen vermitteln, die das Image bestätigen und solche „ausfiltern", die das Image infrage stellen;
- Informationen aktiv bearbeiten: mich als besser darstellen, als ich bin, als kompetenter, als ich wirklich war usw. oder ich muss eher negative Informationen „uminterpretieren";
- Informationen neu erschaffen: ich muss solche „Informationen" geben, die nicht mit der Realität

übereinstimmen, die ich (mehr oder weniger) komplett erfunden habe. Ich muss Geschichten *erfinden,* die (so) nie stattgefunden haben, Ereignisse erfinde, in denen ich richtig gehandelt habe usw.

Was in diesem Fall zählt ist die Effizienz (es bildet sich ein beabsichtigtes Image), nicht „die Wahrheit"! Als eine effiziente Selbsttäuschung kann ich hier die erkenntnistheoretische Grundannahme ins Feld führen, dass es „die Wahrheit" sowieso nicht gibt (was erkenntnistheoretisch aber nie als Rechtfertigung für Lügen gemeint war).

Ein Image bereitet immer einen dazugehörigen Appell vor: Ein Appell ist eine *„Handlungsaufforderung",* eine Aufforderung an einen IP, etwas Bestimmtes zu tun oder nicht zu tun.

Ein Appell kann wieder verbal expliziert sein: „Tue XY!", „Es wäre schön, Du würdest XY tun!" o. a.

In vielen Fällen werden Appelle aber *implizit,* indirekt, verschlüsselt übermittelt: *Durch nonverbale oder paraverbale Botschaften.* Ich äußere, dass es mir schlecht geht und zwar mit leidender Stimme, sodass jedem, der ein Minimum an Empathie aufweist, klar ist, dass er nun etwas tun sollte. Ich stelle mich selbst als so positiv dar, dass jeder praktisch das Bedürfnis hat, mich zu loben!

Appelle werden meist noch in höherem Ausmaß implizit vermittelt als Images: Ganz viele Appelle werden durch nonverbale Signale (schmerzverzerrtes Gesicht, leidender Ausdruck, gekrümmte Körperhaltung, Hand vor der Brust und leidender Ausdruck usw.) oder paraverbale Signale (mehr oder weniger deutliches Stöhnen, leidende, weinerliche Stimme, leise, gehauchte Aussagen, „angehauchte Konsonanten" („ich weiß nicht, wie lange ich noch hhhhhhier bin") usw.) vermittelt.

Und die meisten IP haben gelernt, solche Botschaften auch als Appelle wahrzunehmen und darauf zu reagieren!

9.3.2 Komplexe Spielstrukturen

IP realisieren bei Manipulation oft nicht nur einzelne Images und Appelle, sie realisieren vielmehr komplexe Spiele („games").

Spiele sind komplexe Strukturen von Images und Appellen, mit deren Hilfe bestimmte Ziele einer Person erreicht werden sollen.

Im Folgenden sollen einige Beispiele für solche Spiele oder „Interaktionsspiele" dargestellt werden (vgl. Sachse, 2014b).

Der Sinn solcher Darstellungen besteht darin, dass eine Person diese „Spiele" kennt, also weiß, was dazugehört, was ein IP tun wird usw. Das erleichtert es einer Person, ein Spiel (als Manipulation!) zu erkennen und zu verstehen, was ein IP macht und was er will: Kenne ich die „Struktur eines Spiels", kann ich sehr viel besser damit umgehen!

9.3.2.1 Das Spiel „armes Schwein"

Zugegeben, die Bezeichnung des Spiels ist etwas respektlos, sie ist aber bewusst so gewählt, um den Beobachtern eine Abgrenzung gegen dieses Spiel zu ermöglichen: Denn dieses Spiel wirkt (wenn es gut gespielt wird) auf Interaktionspartner sehr zwingend und ist damit *hoch manipulativ* und eine Abgrenzung dagegen ist oft nicht leicht. Daher ist eine humorvoll-respektlose Bezeichnung eine Hilfe, um sich nicht in das Spiel verwickeln zu lassen.

Die Hauptziele des Spiels sind:

- Aufmerksamkeit erlangen,
- im Mittelpunkt stehen,

- andere zu veranlassen, sich zu *kümmern* oder Verantwortung zu übernehmen,
- andere an sich zu binden,
- sich vor unangenehmen Aufgaben zu drücken.

Der Kern des Armen-Schwein-Spiels besteht darin, dass die Person sich als (stark) problembeladen und damit als (extrem) „*leidend*" darstellt; als hilflos, den Problemen ausgeliefert und damit als (extrem) hilfsbedürftig. Zentrale Image-Komponenten sind:

- Die Person ist (besonders) arm dran und leidet (stark) unter starken Belastungen, Problemen, Schmerzen, Ängsten, Depressionen. Hier kann die Person das *gesamte ICD* zu Rate ziehen, um Probleme zu erzeugen: Rückenschmerzen, Herzprobleme, Darm-Probleme, Rheuma, „Fibromyalgie", Ängste, Panik, Zwänge, Depressionen etc. oder alle möglichen Kombinationen davon.
- Die Person macht deutlich, dass sie mehr und stärker leidet als andere, dass sie besonders hartnäckige, langwierige etc. Probleme hat: Die Ausschmückung wird nur durch die eigene Kreativität begrenzt.
- Das Leiden und das Ausmaß des Leidens kann dabei *dramatisch dargestellt* werden: Verbal (in ausführlichen und ausdrucksstarken Schilderungen), paraverbal (und entsprechende Betonung, dramatische Pausen, „angehauchte Konsonanten" wie: „Ich weiß nicht, wie lange ich noch hhhhier bin."), nonverbal (durch Körperhaltung, Mimik, Gestik wie: Die Hand langsam zur Stirn führen, die Handfläche nach außen, den Körper dabei leicht zurückbeugen.). Man muss sich hier klar machen: Die Dramatik-Skala ist nach oben offen. Sehr gut ist eine Inszenierung als „Gesamtkunstwerk": Verbale, paraverbale und nonverbale Darstellungen sind

aufeinander abgestimmt und ergänzen damit einander. Damit kann die Person auch klarmachen, dass sie „das Leiden nicht mehr aushalten kann", „es nicht länger erträgt" etc.

- Die Person macht deutlich, dass sie den Problemen selbst *hilflos* gegenübersteht und ihnen ausgeliefert ist: Sie würde ja gerne etwas dagegen tun, aber sie kann nicht; sie würde ihren Interaktionspartnern ja gerne die Mühe ersparen, aber das Leiden ist leider zu stark; alle bisherigen Lösungsversuche sind gescheitert, ja haben das Problem noch verschlimmert, die Person weiß keinen Rat mehr und der Schluss ist: „Es ist besser, gar nichts zu tun und sich in sein Schicksam zu ergeben.".

- Aus der Tatsache, dass die Person leidet und sie den Zustand kaum noch aushalten kann, dass sie sehr gerne selbst etwas tun würde, es aber nicht kann und damit ihren Problemen ausgeliefert ist, folgt messerscharf, dass nun andere die Verantwortung übernehmen und die Initiative ergreifen müssen: Nur andere können die Person „retten" und, wenn sie nicht völlig herzlos sind, dann werden sie das natürlich auch tun.

Diese Strategie zielt stark auf ein „Helfer-Syndrom" eines Interaktionspartners: Personen, die gerne helfen, die sich schlecht abgrenzen können oder die Leiden nicht mit ansehen können, reagieren stark auf solche Strategien. Die Darstellung zeigt ja, wie intensiv und wie lange die Person schon leidet: Es muss ihr daher dringend und schnell geholfen werden und da die Person gerne selbst die Verantwortung übernehmen würde, dies aber leider nicht kann, ist es nur fair, jetzt die Verantwortung für sie zu übernehmen (denn sie kann ja nichts für ihren Zustand).

Nun muss der Interaktionspartner übernehmen: Und der muss sich kräftig anstrengen (was manche IP auch noch als „Herausforderung" ansehen nach dem Motto:

„Das schaffe ich schon, wäre doch gelacht!"): Denn das Problem ist sehr schwierig und erfordert besondere Lösungen.

Gleichzeitig gerät der Helfer aber schnell in ein Dilemma:

- Einerseits muss er schnell handeln und er muss effektiv handeln, also muss er der Person schnell gute Lösungen anbieten.
- Andererseits muss er aber auch vorsichtig sein, denn falsche Lösungen können das Problem schnell verschlimmern und das darf auf keinen Fall passieren!
- Und der IP muss insgesamt sehr schonend und behutsam mit der Person umgehen, denn diese ist ja schon „bis an die Kante belastet" und daher muss jede weitere Belastung vermieden werden (also sollte nicht nach der Devise vorgegangen werden: „Gestern standen wir noch am Rande des Abgrundes, aber heute sind wir schon einen Schritt weiter.").

Damit geraten IP hier oft in eine „Double-bind-Falle":

- Die Person signalisiert einerseits: Tu etwas und tu es schnell!
- Die Person signalisiert aber andererseits: Belaste mich nicht, stell keine Anforderungen, verlange nichts von mir!

Hier sollte man beachten, dass ein „double-bind" ja keine „Doppelbotschaft", sondern ein „Doppel-Appell" ist, der gleichzeitig zwei Appelle vermittelt, die miteinander inkompatibel sind!

Die Person soll damit das Problem lösen, ohne dass die Person sich anstrengen muss, ohne dass sie sich den Problemen stellen und sie angehen muss: Dies könnte der

IP aber nur, wenn er über die Kräfte Merlins *und* Gandalfs verfügen würde: Da er dies aber nicht tut, wird er oft selbst hilflos und auf die Dauer kann er dann frustriert und ärgerlich werden.

Manchmal führt das Spiel dazu, dass IP sich nicht nur hilflos fühlen, sondern sich „verarscht" vorkommen, da die Person keine Hilfestellung umsetzt und keinen Rat annimmt: Dann können die IP (sehr) ärgerlich werden und sich von der Person abwenden, wodurch das Spiel längerfristig exakt das Gegenteil von dem erreicht, was es erreichen soll.

Auf der Seite der spielenden Person erkennt man, dass dieses Spiel einen Aspekt der „Lageorientierung" aufweist: Die Person beschäftigt sich stark und ausschließlich mit Aspekten des Problems, der Hilflosigkeit, des Leidens etc. Sie beschäftigt sich jedoch *in keiner Weise* damit, was sie tun oder ändern könnte: Das darf sie natürlich auch nicht, denn das würde ihre eigenen Ziele sabotieren (denn wenn sie selbst etwas tun könnte, könnte sie andere nicht mehr wirksam „einspannen").

Wer hilflos erscheinen will, der sollte nicht aktiv und handlungsorientiert erscheinen, ansonsten macht er sich unglaubwürdig. Das bedeutet aber: Wer hilflos erscheinen will, setzt sich der Gefahr aus, selbst hilflos zu *werden.* Und hier sind keineswegs des Schicksals dunkle Mächte im Spiel, sondern die Person produziert schlicht eine selbsterfüllende Prophezeiung.

Das Arme-Schwein-Spiel ist im Wesentlichen ein Jammer-Spiel: Man gewinnt stark den Eindruck, dass die Person mit dem Hintern auf einem spitzen Stein sitzt und darüber jammert, wie weh ihr der Hintern tut, ohne diesen jedoch (einfach!) hochzunehmen.

Das ist wieder schnell interaktionstoxisch: Die IP werden schnell frustriert, genervt und wenden sich von der

Person ab, was aber natürlich die Tendenz der Person zu jammern noch stark verstärkt.

Wenn man das Spiel effektiv spielen will, dann darf man immer *nur wenige Komponenten davon relativ kurz spielen;* und das auch nur dann, wenn man keine andere Wahl hat. Spielt man das Spiel „volle Kanne", dann wird man mit sehr hoher Wahrscheinlichkeit zu einem „erfolglosen Manipulator".

9.3.2.2 Opfer der Umstände oder anderer Personen

Das zentrale Ziel dieses Spiels ist es, *Verantwortung abzugeben:* Zu verhindern, dass man für ein Scheitern, falsches Handeln, ungünstige Ergebnisse, die Verletzung anderer usw. die Verantwortung übernehmen muss.

Die Person macht hier deutlich, dass sie selbst für ihr Handeln, die Effekte oder Auswirkungen ihres Handelns, aber auch für ihr Nicht-Handeln *nichts kann:* Sondern dass dafür andere Faktoren verantwortlich sind, unglückliche Umstände oder aber andere Personen.

Dass die Person so geworden ist, wie sie heute ist, liegt an den Genen, den Eltern, den Lehrern; dass sie nicht erfolgreich ist, liegt daran, dass ihre Eltern sie zu wenig gefördert und ihre Lehrer sie zuviel gemobbt haben; dass sie sich falsch verhalten hat, liegt an ihrer Biographie, ihrem ADHS oder ganz allgemein an „der Gesellschaft".

Die allgemeine Devise ist: „Ich kann für gar nichts was – es sind immer die anderen und die Umstände!"

Die Person macht auch deutlich,

- dass sie in ihrer Biographie auch nie eine Wahl hatte, dass sie nie selbst Entscheidungen getroffen hat oder treffen konnte;

- dass alles *zwangsläufig* war, dass andere oder Umstände alles entschieden und „die Weichen gestellt" haben;
- dass die negativen Effekte somit nicht auf sie zurückgehen und sie dafür nicht verantwortlich gemacht werden kann.

Das Spiel hat damit eine Reihe von Implikationen, denn die Person macht deutlich,

- dass ihr Leben oder wesentliche Aspekte ihres Lebens von anderen oder Umständen determiniert werden;
- dass sie dafür nichts kann;
- da sie diesen Umständen oder Personen ausgeliefert war und ihnen nicht gewachsen war/ist;
- dass dadurch ihre Probleme, Handlungen und Handlungsfolgen *zwangsläufig* bedingt sind;
- dass sie damit keine Wahl und keine Kontrolle hatte *und*
- dass sie auch jetzt keine Kontrolle hat.

Der Sinn des Spiels ist im Wesentlichen *Exkulpierung* (= ein Freimachen von Schuld): Der Interaktionspartner soll die Konstruktion bestätigen und die Person damit von jeder Verantwortung und damit von jeder Schuld freisprechen.

Der Gewinn ist dann zweierlei:

- Die Person kann aufhören, sich selbst Vorwürfe zu machen und anfangen, selbst zu glauben, sie hätte nie Verantwortung gehabt.
- Die Person kann aufhören, sich zu rechtfertigen, da nun vom IP keine Vorwürfe, Anschuldigungen etc. mehr zu erwarten sind.

Eine beliebte Variante dieses Spiels ist der *„ich-kann-nicht"-Euphemismus:* Wenn jemand etwas nicht tun will, jedoch erwartet, dass eine solche Weigerung Kritik oder Unverständnis hervorrufen würde, dann kann er sein „nicht-wollen" *als ein „nicht-können" tarnen:* Also sagt er statt „ich will nicht" einfach „ich kann nicht". Damit macht er für sein Nicht-Handeln aber „mangelnde Fähigkeiten" verantwortlich, für die er wiederum nichts kann. Er führt damit „Umstände" ins Feld: Zwar ist es bedauerlich, bestimmte Fähigkeiten nicht zu haben, im Augenblick ist es jedoch außerordentlich nützlich!

Persönlich denke ich, dass der „ich kann nicht bzw. ich will nicht Euphemismus" der beliebteste Euphemismus in diesem Teil des Universums ist.

Wenn eine Person eine Frage nicht beantworten will, kann sie dies auf „innere Probleme" zurückführen: „Wissen Sie, immer, wenn mir jemand diese Frage stellt, tut sich ein schwarzes Loch auf und ich weiß gar nichts mehr." Was normale Interaktionen in astronomische Dimensionen führt.

Dieses Spiel ist (wie die meisten Spiele) äußerst zweischneidig: Einerseits können die Personen oft damit erreichen, dass sie nicht verantwortlich gemacht werden: Interaktionspartner sind durchaus eine Zeit lang bereit, ihnen „mildernde Umstände" zuzugestehen; wer sich durch das Spiel manipulieren lässt, kann der Person keinen Vorwurf machen und hat vielleicht sogar noch Mitleid.

Langfristig hat diese Art von Spiel jedoch einen gravierenden, ja geradezu verheerenden Nachteil: *Eine Person, die keine Verantwortung für ihr Handeln übernimmt, kann auch nichts mehr verändern.* Jede Art von Veränderung setzt voraus, dass man nicht nur erkennt, dass ein Zustand ungünstig, also veränderungsbedürftig ist;

Veränderung als konkrete Handlung setzt auch voraus, dass man sich selbst als Verursacher des Zustands wahrnimmt, denn *nur dann kann man erkennen, dass man den Zustand auch selbst verändern muss.*

Denn, wenn

- ich nichts für die Misere kann,
- wenn ich sie nicht verursacht habe und
- wenn ich auch nichts unter Kontrolle habe, *dann*
- kann ich logischerweise auch selbst gar nichts tun, um den Zustand zu verändern *und*
- ich sehe es auch nicht ein: Denn wenn „andere Schuld sind", dann sollen *die* auch etwas tun!

Spielt die Person im Wesentlichen das Spiel „Opfer anderer Personen", dann gibt es zwei Spielvarianten:

- Schicksal,
- Intentionale Schädigung.

In der Variante „Schicksal" stellt die Person die Sachlage so dar, dass andere Personen sie zwar beeinträchtigt haben, dass diese das jedoch nicht mit Absicht taten. Die Beeinträchtigung war eher Zufall, ein „Kollateralschaden", die anderen können selbst nichts dafür (und werden dann auch nicht dafür verantwortlich gemacht). Hier geht es also zentral um Exkulpierung, nicht um Beschuldigung: Die anderen haben eine Art „Statistenrolle" als „Träger der Verantwortung".

Die Variante „intentionale Schädigung" ist dagegen deutlich aggressiver: Hier geht es der Person nicht nur um Exkulpierung, sondern auch (manchmal auch vorrangig) um Anschuldigung: Hier geht die Person davon aus, dass andere sie nicht nur behindert *haben,* sondern behindern *wollten,* dass andere die Person nicht nur beeinträchtigt haben, sondern dies in voller Absicht getan haben, es genossen haben etc. Und damit sendet die Person nicht nur den Appell: „Bestätige meine Sichtweise!" und „Gib mir keine Verantwortung!", sondern auch: „Solidarisiere Dich mit mir gegen X!".

Außerdem kann die Person aus dieser Variante des Spiels die Rechtfertigung ableiten, verärgert, aggressiv zu sein und andere „für ihr Vergehen zu strafen": Sie kann sich so das Recht zusprechen, andere zu schädigen, sich „zu rächen" oder „Wiedergutmachung" zu verlangen.

Gerade diese Spielvariante neigt stark dazu, selbsterfüllende Prophezeiungen zu erzeugen: Die Person glaubt, zu aggressivem Verhalten berechtigt zu sein und verhält sich einem Interaktionspartner gegenüber aggressiv; dieser ist sich jedoch keiner Schuld bewusst und fühlt sich seinerseits schlecht behandelt; wird er weiterhin schlecht behandelt, fängt er seinerseits an, aggressiv zu handeln. Dies fasst die Person, die das Spiel spielt, jedoch als Bestätigung dafür auf, dass der IP „ihr etwas will" und reagiert mit noch stärkerer Aggression: Damit schaukeln sich nicht nur die Probleme auf, sondern die Person fühlt sich auch durch die Interaktion in ihren Annahmen bestätigt; und dies wiederum verstärkt das Spiel!

9.3.2.3 Das Spiel „Immer ich"

Das Spiel „immer ich" ist eine Kombination von „armes Schwein" und „Opfer": Die Person will deutlich machen, dass sie vom Leben beeinträchtigt wird, betrogen, ungerecht behandelt wird.

Ziele des Spiels sind:

- Aufmerksamkeit
- Kümmern: Entlastet werden, versorgt werden, gepflegt werden, „Streichel-Einheiten" erhalten.
- Verantwortung abgeben

Die Person macht Aussagen wie:

- „Immer wenn ich in die Stadt fahre, bekomme ich keinen Parkplatz."
- „Im Restaurant bekomme immer ich das Essen als Letzter."
- „Immer werde ich bei Beförderungen übergangen."
- „Nie gewinne ich im Lotto."
- „Nur mich haben die Behörden auf dem Kieker."
- „Immer gibt der Chef mir die unangenehmen Aufgaben."
- „Ich werde immer von Männern verlassen."
- „Meine Geburtstage vergessen alle Leute."
- „Ich stehe immer in der längsten Schlange."
- „Immer passieren mir die Pannen."
- „Wenn ich einmal zu schnell fahre, werde ich sofort erwischt."

Die Person geht bei dem Spiel von der Annahme aus, in besonders hohem Ausmaß von Personen oder Umständen beeinträchtigt, behindert, ignoriert, kritisiert, ungerecht behandelt etc. zu werden: Aus irgendeinem (magischen) Grund ist die Person von solchen Ereignissen (weit) überzufällig häufig betroffen.

Die Person ist wegen dieser systematischen Benachteiligung extrem frustriert und geladen: Und sie hat auch allen Grund dazu! Deswegen kann und darf die Person auf neuerliche Beeinträchtigungen auch aggressiv reagieren oder sich darüber bei allen Interaktionspartnern wortreich beschweren!

Personen, die dieses Spiel spielen, machen oft andere Personen für Missstände verantwortlich, für die sie gar nichts können. So machte mich mal eine Klientin an der Universität in sehr aggressiver Weise dafür verantwortlich, dass man an der Universität keinen Parkplatz findet, dass die Räume schlecht gekennzeichnet sind und dass die Universität ein Labyrinth ist (was alles völlig zutreffend ist, jedoch nicht in meiner Verantwortung liegt).

Personen, die ein solches Spiel spielen, nehmen Interaktionspartnern Dinge übel, die sie nicht zu verantworten haben; manchmal nehmen sie nicht einmal Entschuldigungen an, sondern „toben sich aggressiv aus": Auch dadurch erzeugen sie wiederum in hohem Maß selbsterfüllende Prophezeiungen, denn wenn sie andere schlecht behandeln, dann werden sie meist nach einiger Zeit auch schlecht behandelt.

Personen, die dieses Spiel ausgeprägt spielen, sehen jedes einzelne Ereignis nicht mehr als einzelnes Ereignis: *Es ist vielmehr ein Kettenglied in einer ganzen, langen Kette von Frustrationen.* Und damit erscheint es auch nicht mehr als das, was es ist: Ein zufälliges Ereignis und ein solches, was jedem immer wieder zustößt und das damit zu einem normalen Alltag gehört. Vielmehr wird jedes Ereignis ein Indiz für ein umfassendes System von Beeinträchtigungen.

Bei diesem Spiel werden Interaktionspartner stark mit *Forderungen* konfrontiert, die Frustrationen und Ungerechtigkeiten zu kompensieren: Die Person zu bedauern, zu bestätigen, ihr Arbeit abzunehmen, ihr „Gutes zu tun" usw. Dabei hat das Spiel die Tendenz, nach dem „devils principle" zu funktionieren: Gibt man der Person den kleinen Finger, nehmen sie die Fußnägel auch noch. Und dann sind

Interaktionspartner irgendwann überfordert: Sie sind dann weder in der Lage noch Willens, die Forderungen der Person zu erfüllen.

9.3.2.4 Das Blöd-Spiel

Das „Blöd-Spiel" ist eines der verbreitetsten und beliebtesten Spiele überhaupt: Man kann es mit fast allen Personen und in fast allen Kontexten spielen.

Es dient im Wesentlichen dazu, sich vor der Erledigung unangenehmer und ungeliebter Aufgaben zu drücken und genau das gelingt erstaunlich oft.

Will man als Ehemann die Wäsche nicht waschen, dann geht die Strategie so:

1. Zug: „Schatz, ich kann die Waschmaschine nicht bedienen."
2. Zug: „Sollte ich es doch versuchen, dann kann es sein, dass ich die Wäsche vollkommen ruiniere."
3. Zug: „Schatz, Du bist ein absoluter Experte im Wäsche waschen."
4. Zug: „Wenn Du die Wäsche wäscht, dann ist sie zart und lenor-weich."
5. Zug: „Deshalb Schatz solltest Du die Wäsche waschen."

Aus dem Beispiel sollte aber nicht der Eindruck entstehen, nur Männer würde dieses Spiel spielen. Frauen können z. B. das folgende Spiel spielen:

1. Zug: „Schatz, könntest Du mir bitte mal Öl nachfüllen? Ich weiß nicht, wo man es reinschüttet."
2. Zug: „Wenn ich es mache, könnte ich es versehentlich in die Scheibenwaschanlage schütten."
3. Zug: „Schatz, Du bist doch so versiert in Technik."

4. Zug: „Wenn Du das machst, wird alles toll."
5. Zug: „Deshalb solltest Du es mal eben machen!"

An den Beispielen wird deutlich, dass das Spiel zwei Komponenten hat:

1. *Die Blöd-Komponente:* Man bezeichnet sich selbst als für eine bestimmte Aufgabe zu blöd, zu ungeschickt, zu unbegabt, zu unwissend o. ä., sodass klar wird, dass man die Aufgabe nicht richtig, ungeschickt, suboptimal ausführen wird (Zug 1).
   Dann kann man (optional!) noch anführen, welche negativen Konsequenzen aus dem falschen Handeln folgen können oder werden (Zug 2; dies kann man auch weglassen, wenn man glaubt, dass der erste Zug schon reichen wird). Falls das Spiel nicht auf Anhieb funktionieren sollte, kann man dann später eine der Drohungen wahrmachen (z. B. eine rote Socke mit weißen Hemden zusammen waschen, sodass die Inkompetenz (und die resultierende Gefahr!) plastisch illustriert wird.
2. *Die Schmeichel-Komponente:* Man muss den Partner für das, was *er* tun soll, als besonders kompetent, klug, fähig, gut, toll etc. darstellen, sodass er sich geehrt fühlen kann, die Aufgabe ausführen zu „dürfen" (Zug 3). Diese Komponente ist meist *wichtig,* es sei denn, man hat ohnehin einen höheren Status oder höhere Macht – dann kann man diese Komponente manchmal wegfallen lassen. Es ist aber immer günstig für die Beziehung, sie zu realisieren!
   Diesen Effekt kann man noch verstärken, wenn man ausführt, wie toll der Interaktionspartner die Aufgabe bewältigen kann und welche tollen Effekte das hat bzw. wie verdienstvoll das wäre (Zug 4).

Und zum Abschluss ist es meist hilfreich, die Anweisung noch einmal als Schlussfolgerung zu präsentieren (Zug 5).

Besonders beliebt ist dieses Spiel bei Partnern, man kann es aber auch mit Bankangestellten spielen („Ich bin leider so kurzsichtig, könnten Sie wohl die Überweisung für mich ausfüllen? Das wäre ganz besonders nett von Ihnen."); man kann es mit Verkäufern spielen („Ich habe leider so starke Rückenschmerzen, könnten Sie mir wohl helfen, den Kasten in den Wagen zu heben? Das wäre sehr lieb."); mit Eltern („Bei Behörden werde ich immer über den Tisch gezogen; Du kannst Dich doch so gut durchsetzen. Es wäre toll, wenn Du mich begleiten würdest."). Kurz: *Dieses Spiel ist universell anwendbar.*

Und: Wenn man es gut spielt, hat man eine extrem gute Chance, damit durchzukommen.

Und glauben Sie bitte nicht, irgendjemand hätte Skrupel, das Spiel zu spielen, z. B. weil er sich nicht als „blöd" outen möchte: Die meisten Menschen halten die Tätigkeiten, vor denen sie sich drücken wollen, *ohnehin für unter ihrer Würde,* also *wollen* sie an dieser Stelle gar nicht kompetent sein und deshalb ist es auch nicht ehrenrührig, sich hier als „blöd" zu outen.

Die Selbst-Definition als „blöd" ist oft einigermaßen lächerlich; deshalb kann das Spiel im Prinzip auch schnell durchschaut werden: Interessanterweise funktioniert es dann meist trotzdem und zwar über die Schmeichel-Komponente: Da man ja als Manipulierter als besonders fähig, kompetent, hilfsbereit o. a. bezeichnet wird, möchte man dies gerne annehmen und es nicht von sich weisen. Und damit sitzt man schon in der Falle: Matt in fünf Zügen!

9.3.2.5 Der Sinn der Spiel-Darstellungen

Ich habe die Spiele als *Beispiele* dargestellt. Es gibt natürlich noch viel mehr Spiele.

Und ich habe das nicht nur zu ihrer Unterhaltung getan: Der Sinn besteht vor allem darin zu wissen, *wie* IP ein manipulatives Spiel spielen, wie das Spiel aussieht, welche Komponenten es hat, welche Ziele es verfolgt und was die typischen Images und Appelle sind.

Denn wenn man das weiß, hat das den Vorteil, dass man solche Spiele schneller und sicherer erkennt.

Man erkennt schnell, *dass* man manipuliert wird und man weiß auch, *wie* und *woraufhin* man manipuliert wird.

Und dieses Wissen ist die Grundlage dafür, sich gegen Manipulationen zu wappnen und dafür, effektive Gegenstrategien zu realisieren.

Literatur

Sachse, R. (2014b). *Manipulation und Selbsttäuschung. Wie gestalte ich mir die Welt so, dass sie mir gefällt: Manipulationen nutzen und abwenden.* Springer.

10

Erkennen und Verstehen

> Um mit schwierigen Interaktionssituationen konstruktiv umgehen zu können, ist es erforderlich, diese erst einmal zu verstehen: Eine Person muss erkennen, *dass* eine solche Situation vorliegt, muss verstehen, was die Situation schwierig macht, was ein Interaktionspartner genau tut u. a. Darum soll es in diesem Kapitel gehen.

10.1 Bedeutung des Verstehens

Wie schon ausgeführt ist es für Personen wichtig, angemessen auf schwierige Interaktionssituationen reagieren zu können: Sich nicht einschüchtern zu lassen, nicht irritieren, ärgern, ausbeuten usw.

Dazu muss man natürlich Strategien lernen, mit deren Hilfe man solche Aktionen „kontern" kann.

© Der/die Autor(en), exklusiv lizenziert durch Springer-Verlag GmbH, DE, ein Teil von Springer Nature 2021
R. Sachse, *Warum Gespräche scheitern*,
https://doi.org/10.1007/978-3-662-63475-2_10

> **Übersicht**
>
> Vor allem muss man aber eines: Man muss *verstehen,* was passiert! Denn nur dann
>
> - kann man „Alarm" geben, also wissen, *dass* eine schwierige Interaktionssituation nun eintritt oder eingetreten ist;
> - weiß man, *welche* schwierige Interaktionssituation nun vorliegt;
> - kann man den IP einschätzen: wissen, was er will, was er tut und warum er es tut.
>
> Und *nur dann* kann man auch angemessen handeln!

Denn in schwierige Interaktionssituationen reicht es natürlich nicht, *irgendetwas* zu tun: Das funktioniert meist nicht, ja im Gegenteil, es kann die Situation u. U. sogar massiv verschlimmern!

Ein „Handeln nach Versuch und Irrtum" ist in den meisten Fällen *bei komplexen Problemen ineffektiv,* bei schwierigen Interaktionssituationen ist es unsinnig!

Daraus ergibt sich zwingend, dass man als IP lernen muss, eine schwierige Interaktionssituation zu *verstehen,* also ein „Modell" davon zu entwickeln, was jetzt gerade passiert: Denn *daraus* kann man dann ableiten, wie man effektiv handeln kann.

Da die schwierigen Interaktionssituationen unterschiedlich sind, muss man erörtern, woran und wie man solche Situationen erkennen und analysieren kann: Daher werden wir nun die einzelnen Situationsarten durchgehen.

Beim Verstehen sind aber *zwei* Aspekte von Bedeutung: Zum einen sind alle Personen schwierigen Interaktionssituationen ausgesetzt und müssen darauf reagieren; zum anderen schaffen wir aber aufgrund unserer eigenen Schemata und Manipulationstendenzen für andere schwierige Interaktionssituationen!

Und: Wenn wir an guten und dauerhaften Beziehungen interessiert sind, dann sollten wir solche Situationen für andere „in Grenzen halten", denn wenn wir es nicht tun, dann gefährden wir unsere eigenen Beziehungen.

Aus diesem Grund ist es nicht nur günstig zu verstehen, wie IP „drauf sind", warum sie wie reagieren, sondern es ist auch günstig zu wissen, „wie wir selbst ticken", also worauf wir selbst „allergisch" reagieren, an welchen Stellen wir selbst manipulieren und warum wir das tun.

10.2 Woran merkt man, dass eine schwierige Interaktionssituation vorliegt?

Eine schwierige Interaktionssituation ist, wie ausgeführt, meist eine „situations-unangemessene Reaktion", d. h. eine Reaktion, die sich nicht nachvollziehbar aus einer Situation ergibt.

Beispiele sind:

- Ein IP gibt freundlich und gut gemeint ein Feedback – die Person reagiert jedoch beleidigt.
- Ein IP ist in einem Gespräch einmal kurz abgelenkt – die Person reagiert sauer.
- Ein IP äußert in einem Gespräch, dass er den Partner einer Person, mit dem die Person einen Konflikt hat, verstehen kann und die Person ist „eingeschnappt".
- Ein IP gibt einer Person einen gutgemeinten Rat und denkt, die Person sei dankbar dafür – die Person aber „macht dicht" und reagiert ärgerlich.
- Ein IP stellt der Person eine Frage, die er selbst für „harmlos" hält, erntet jedoch eine „patzige Antwort".

In jedem dieser Fälle hat der IP, wenn er handelt, eine bestimmte Einschätzung davon, wie die Person wohl reagieren wird und zwar, dass sie eher positiv reagieren wird, z. B.:

- verständnisvoll
- wohlwollend
- dankbar
- angetan u. ä.

In jedem Fall erwartet der IP eine positive, „schlimmsten-falls" aber eine neutrale Reaktion.

Stattdessen erntet er eine (mehr oder weniger stark) negative Reaktion: Die Person reagiert gekränkt, beleidigt, enttäuscht, ärgerlich o. ä.

Und damit löst die Reaktion der Person ein „*Dis-krepanzerleben*" beim IP aus: Das, was er erwartet hat, das, was er beim IP bewirken wollte, tritt nicht ein, sondern stattdessen tritt etwas ein, das er nicht erwartet hat, das negativ ist, ihn irritiert und was er unter Umständen gar nicht verstehen kann.

In Fällen solcher Diskrepanzen kann man von einem „situations-unangemessenen Handeln" (SUH) einer Person sprechen: Das Handeln der Person leitet sich nicht aus der Situation und nicht aus dem Verhalten des IP ab.

Wäre der IP tatsächlich beleidigend, unfreundlich, würde er absichtlich kritisieren, abwerten oder kränken, dann würde sich das Handeln der Person *schlüssig* aus der Situation ergeben, sie wäre *erwartbar*. So aber ist sie es nicht.

Man muss sich allerdings darüber im Klaren sein, dass es keine klaren oder eindeutig definierbaren Kriterien dafür gibt, wann genau eine Reaktion unangemessen ist und wann nicht: Vielmehr gibt es hoch individuelle Standards mit hoher Varianz.

Daher ist die Annahme, eine Reaktion sei „situational unangemessen" oder „nicht erwartbar" immer eine *Hypothese,* die man aus zwei Quellen ableiten kann:

- Aus dem allgemeinen Wissen darüber, was als „erwartbar" oder als „angemessen" gilt, also aus allgemeinen Standards, über die ein gewisser gesellschaftlicher Konsens existiert.
- Aus der spezifischen Einschätzung eines IP, der sich unangemessen behandelt fühlt.

Natürlich lassen sich diese Standards jederzeit diskutieren: Sie sind nie „absolut gültig".

Man benötigt jedoch solche Standards, um einschätzen zu können, ob ein Handeln ok ist, denn man kann wohl annehmen, dass eine Person, deren Handeln allgemeinen Standards widerspricht oder häufig die individuellen Standards von IP verletzt, in hohem Maße „interaktionelle Kosten" erzeugen wird: Die Person wird dann durch ihr Handeln mit hoher Wahrscheinlichkeit *viele IP* in vielen Situationen verprellen, ärgern, irritieren und das wird auf Dauer Konsequenzen für die Beziehungen haben. Die Beziehungen zu anderen Personen werden sich verschlechtern, IP werden die Kontakte reduzieren oder schließlich ganz abbrechen.

Aus diesem Grunde macht es schon Sinn, von „situational unangemessenem Handeln" zu sprechen – nicht als „absolutes Urteil", sondern als eine Orientierung.

Alle solche Handlungen bringen IP in Probleme. Die IP rechnen nicht damit, sind nicht darauf vorbereitet. Sie verstehen auch nicht, warum die Person so reagiert. Das macht sie hilflos, sie wissen nicht, was sie tun sollen. Unter Umständen handeln sie dann unüberlegt und spontan, was aber das Problem verschlimmern kann.

So kann z. B. ein IP äußern, dass er das Handeln der Person nicht versteht und merkwürdig findet. Das kann aber die Einschätzung der Person, nicht ok zu sein, allein zu sein o.ä. noch verstärken, womit sich auch ihr entsprechendes Handeln verstärkt.

Damit besteht hier eine grundlegende Gefahr: Die Gefahr einer Hochschaukelung. Situation → Person reagiert unangemessen → IP versteht nicht, macht spontanes Handeln → dies verstärkt das Handeln der Person → das verstärkt das Handeln des IP usw. usw.

Die Situation kann unter Umständen sehr schnell eskalieren und die Person bricht den Kontakt ab und lässt den IP irritiert oder verärgert zurück.

10.3 Die Bedeutung von Störgefühlen

Eine Möglichkeit, eine schwierige Interaktionssituation zu erkennen, ist damit eine *rationale Analyse*. Die Person fragt sich, ob das Handeln des IP erwartbar, aus der Situation heraus verständlich ist oder nicht. Sie kann auch sich selbst fragen, ob sie die Reaktion verstehen kann, nachvollziehen kann, ob sie die Reaktion irritiert, verunsichert usw.: Auch das weist auf eine schwierige Interaktionssituation hin.

Und diese Überlegungen bringen uns zu einem äußerst wichtigen psychologischen Faktor, zu sogenannten „Störgefühlen".

Menschen weisen zwei grundlegende Systeme der Informationsverarbeitung auf:

- Das rational-kognitive System und
- das intuitiv-affektive System.

Das *rational-kognitive System* analysiert Situationen anhand von Wissen, die eine Person über Kontexte hat: Wie Interaktionen funktionieren, wer wie wann was tut usw.

Die Analyse erfolgt durch Gedanken, Schlussfolgerungen, sie erfolgt Schritt für Schritt und sie erfolgt (relativ) systematisch. Das System dient im Wesentlichen dazu, ein „Modell der Realität" zu bilden, aufgrund dessen man sich gut in einem Kontext bewegen kann.

Die Ergebnisse der Analyse sind Gedanken (Kognitionen), die eine Person bewusst wissen kann und aus denen sie weitere Schlüsse ziehen kann.

Verarbeitet werden durch dieses System vor allem verbale Botschaften: Also das, was ein IP sagt, durch Sprache ausdrückt (also, wie man sagt: explizit kommuniziert).

Das *intuitiv-affektive System* verarbeitet Informationen anders: Es verarbeitet mehr parallel, gleichzeitig, verarbeitet nach „Wissen", das auf subjektiven Erfahrungen, Gefühlen u. a. basiert. Es prüft die persönliche Relevanz von Situationen, also danach, ob eine Situation positiv ist oder nicht, ob sie positive Affekte erzeugt oder nicht u. ä.

Das System verarbeitet dann auch in Interaktionen eher nonverbale Informationen (Körperhaltung, Mimik, Gestik usw.) und paraverbale Informationen (Stimmlage, Stimmhöhe, Betonung, Pausen usw.), also eher „implizite" Informationen.

Die Verarbeitung verläuft dann meist, ohne dass es der Person bewusst wird. Und sie liefert als Ergebnisse auch nicht Gedanken, sondern Gefühle (sogenannte „Affekte").

Das System funktioniert dabei sehr zuverlässig: Stimmt etwas in der Situation nicht, kann sich das in impliziten Signalen zeigen: Jemand behauptet z. B. verbal, alles sei in Ordnung – nonverbal und paraverbal signalisiert er aber das Gegenteil. Diese Information ist hoch relevant, denn sie zeigt der Person, *dass etwas nicht stimmt!*

Das kognitive System bekommt diese Information aber mit hoher Wahrscheinlichkeit gar nicht mit: Denn es achtet auf diese Signale gar nicht (oder normalerweise nicht, erst dann, wenn es darauf aufmerksam gemacht wird!).

Damit entgeht der Person auf diese Weise aber eine wichtige Information!

Hier springt aber das intuitiv-affektive System ein: Es verarbeitet diese Information sehr wohl! Es gibt der Person auch Hinweise, aber „leider" nur in Form von Gefühlen: Und diese sind unscheinbar, lassen sich leicht übersehen und sie signalisieren auch nur, *dass* etwas nicht stimmt, *nicht, was nicht stimmt:* Um das zu erfassen, muss die Person das kognitive System systematisch einsetzen!

Aus diesen Überlegungen folgt, dass solche Unstimmigkeiten im Verhalten von IP im affektiven System sehr wohl verarbeitet werden: Z.B. wenn ein IP lügt, wenn er manipuliert, wenn er versucht, Ärger zu verbergen usw. sendet er auf dem „verbalen Kanal" andere Informationen als auf dem „nonverbalen oder paraverbalen Kanal": *Er sendet damit unstimmige Informationen.*

Übersicht

Diese Unstimmigkeiten „fängt das affektive System auf" und die Person bekommt ein (mehr oder weniger deutliches) *Störgefühl.*

Und wenn sie diese Information nutzen will, dann *sollte sie ihr Störgefühl systematisch nutzen.* Sie sollte also

- ihr Störgefühl *wahrnehmen,* erkennen, dass sie ein solches Gefühl hat;
- ihr Störgefühl *ernst nehmen,* also davon ausgehen, *dass* es etwas Sinnvolles besagt und nicht nur ein „Rauschen" ist, das bedeutungslos ist;

- annehmen, dass ihr Störgefühl sie auf etwas Wichtiges hinweist, das sie offenbar sonst nicht wahrnimmt;
- nun eine systematische kognitive Analyse starten, um dann genau herauszufinden, *was genau* nicht stimmt;
- wodurch sie dann verstehen kann, was genau falsch läuft!

11

Das Erkennen von Beziehungsmotiven

Es ist wichtig, dass eine Person ihre eigenen Beziehungsmotive kennt, damit sie ihr Handeln so ausrichten kann, dass sie zufrieden wird und damit sie weiß, was sie vom Interaktionspartner möchte. Es ist jedoch auch wichtig, die Beziehungsmotive von Interaktionspartnern zu kennen, damit man sich in Interaktionen dazu komplementär verhalten kann. Beide Aspekte sollen in diesem Kapitel behandelt werden.

11.1 Grundsätzliche Überlegungen

Wie wir gesehen haben weisen alle Personen Beziehungsmotive auf: Und diese bestimmen, worauf eine Person positiv reagiert, was sie positiv stimmt, sie zugänglich macht usw. Aber auch, was sie frustriert und unzufrieden macht.

Und auch unsere eigenen Beziehungsmotive sind wichtig: Es ist günstig, auch selbst zu wissen, was man

„im Grunde" möchte, was einem gut tut, was einen selbst zufrieden macht und auch, was einem nicht gut tut, unzufrieden macht und was man deswegen auch nicht will.

Denn wissen wir das, können wir unser eigenes Handeln danach ausrichten und so die Wahrscheinlichkeit dafür erhöhen, unsere eigenen Motive auch zu befriedigen und damit in Beziehungen zufrieden zu sein, was sich sehr positiv auf die Beziehungsqualität auswirken wird.

Daher ist es von großem Vorteil, Beziehungsmotive zu kennen, sowohl die eigenen, als auch die von IP: Denn kenne ich die Beziehungsmotive eines IP, dann kann ich *mich gezielt komplementär verhalten,* also genau das tun, was er braucht und damit meine Beziehung zu ihm entscheidend verbessern: Ich kann „Beziehungskredit" aufbauen.

Übersicht

Und: Sobald ich Beziehungskredit einmal habe, kann ich ihn auch „in Anspruch nehmen": Ich kann es mir dann auch mal leisten, ihn zu kritisieren, etwas zu tun, was ihm missfällt, ihn mal manipulieren, ohne dass das die Beziehung gefährdet.

Denn jede Aktion, die ihm missfällt, wird mir „Beziehungskredit abbuchen": Ist aber genügend auf dem „Konto", ist das nicht schlimm, es ist dann immer noch genügend Kredit vorhanden!

Ist mein Beziehungskonto dagegen leer, bringt mich jede Aktion, die mich Beziehungskredit kostet, ins Minus und das verschlechtert die Beziehung: Überschreite ich dann eine kritische Grenze, wird der IP sogar die Beziehung beenden.

Daraus resultiert, dass

- eine Person immer dafür sorgen sollte, dass ihr Beziehungskonto im Plus bleibt;
- eine Person immer dann, wenn sie Beziehungskredit „abgebucht" hat, dafür sorgen sollte, erneut welchen aufzubauen;
- eine Person oft gut beraten ist, *erst* Beziehungskredit zu schaffen und *dann* erst eine Aktion zu machen, die dem IP missfällt.

Natürlich ist es in allen Beziehungen erforderlich, dass man dem IP gegenüber Handlungen realisiert, die ihm nicht gefallen, die also Beziehungskredit abbucht:

- Wir kritisieren einen IP.
- Wir sagen ihm, was uns missfällt und was er ändern soll.
- Wir sagen ihm, dass er etwas tun soll, was er vermeiden will usw.

In Beziehungen realisiert eine Person oft Handlungen, die Beziehungskredit kosten.

Dann aber sollte die Person sich immer wieder bemühen, Beziehungskredit aufzubauen: Man kann einen Partner kritisieren, aber dann muss man ihn auch wieder loben. Man kann von einem IP verlangen, dass er etwas Unangenehmes macht, aber dann muss man wieder etwas Angenehmes für ihn tun.

Kritisiert man einen IP ständig oder „nörgelt ständig rum", ohne etwas Positives zu sagen, dann sollte man sich nicht wundern, wenn der IP sauer wird: Das ist eine „interaktionstoxische Strategie".

Wenn man einen IP kritisieren will und man weiß, dass er darauf negativ reagiert, dann *„bettet man seine Kritik in komplementäres Handeln ein"*: Das bedeutet z. B., dass man *erst* etwas Positives sagt *und dann erst* die Kritik äußert: „Das, was Sie da gemacht haben Chef, war wirklich toll! Der Aspekt XY war aber vielleicht nicht ganz so günstig."

> Aufgrund dieser Überlegungen kann man ein paar *Grundsätze* aufstellen:
>
> - Man kann nie zu viel Beziehungskredit haben.
> - Ein Beziehungsmotiv kann man *nicht überfüttern!*
> - Daher nutzt man jede Gelegenheit, um Beziehungskredit zu schaffen.
> - Man lobt seinen Chef bei jeder erdenklichen Gelegenheit.
> - Man lobt ihn so stark, wie man das authentisch kann.
> - Bevor man Beziehungskredit abbucht, Beziehungskredit aufbuchen!
> - Erst loben, dann kritisieren!
> - Hat man Beziehungskredit abgebucht, erst wieder welchen schaffen, bevor man weiter abbucht.
> - Nach Kritik erst positiv reagieren und *erst dann* die nächste Kritik realisieren.

11.2 Woran erkenne ich meine eigenen Beziehungsmotive?

Man könnte annehmen, es sei für eine Person einfach, ihre eigenen Motive zu kennen, das ist jedoch nicht der Fall.

Es gibt Personen, die eine recht gute Kenntnis (= Repräsentation) ihrer Motive haben, d. h. die wissen, was sie möchten, was ihnen gut tut, was sie zufrieden macht und was nicht.

Leider gibt es jedoch auch viele Personen, die das nur ansatzweise oder gar nicht wissen (psychologisch spricht man hier von „Alienation", von einer „Entfremdung" vom eigenen Motivsystem).

Daher ist es eine durchaus relevante Frage, wie man von eigenen Motiven Kenntnis erlangen kann und zwar zutreffend (also so, dass man *wirklich weiß,* was die Motive sind und nicht nur eine Spekulation davon hat!).

Um Beziehungsmotive für sich herauszubekommen, muss man prinzipiell Folgendermaßen vorgehen:

- Man versetzt sich selbst in eine Situation, von der man annehmen kann, dass sie für einen persönlich relevant ist.
- Das muss man herausfinden, indem man sich fragt, welche Situationen einem wichtig sind, welche man aufsucht, welche angenehme Gefühle erzeugen, welche man vermisst, wenn man sie lange nicht hatte u.ä.
- Wenn man solche Situationen identifiziert hat, sucht man sich eine davon aus, die man für besonders bedeutsam hält.
- Diese stellt man sich dann möglichst konkret und plastisch vor.
- Dazu schafft man eine angenehme und störungsfreie Umgebung: Auf dem Sofa liegen, entspannt sein, Ruhe haben, nicht gestört werden usw.
- Wenn man sich die Situation vorstellen kann, *lässt man sie auf sich wirken:* Man denkt *nicht* bewusst darüber nach, man lässt die Vorstellung auch *nicht* weiterlaufen und analysiert sie auch *nicht!*
- Man lässt sie nur auf sich wirken und schaut zu, was dann passiert: Dadurch erzeugt man einen bestimmten psychischen Zustand, der erforderlich ist, um diese Fragen zu beantworten. (Psychologisch nennt man das einen „intuitiv-holistischen Modus": Nur in einem solchen Zustand kann man Motive klären. Sobald man bewusst nachdenkt, sein Denken kontrolliert u. a., funktioniert der Prozess nicht mehr.)

- Dann stellt man sich Fragen, sogenannte „*Leitfragen*": Diese Fragen (oder besser immer nur eine) formuliert man und dann „lässt man sie ebenfalls auf sich wirken" und lässt „Antworten spontan entstehen" (wieder *nicht* bewusst nachdenken, *nicht* bewusst analysieren, *nicht* konzentriert suchen o. ä.!).
- Leitfragen sind z. B.:

  – Wie wirkt die Situation auf mich?
  – Erzeugt sie in mir positive Gefühle?
  – Wo spüre ich das?
  – Wie fühlen sie sich an?
  – Was ist an der Situation positiv?
  – Was gefällt mir?
  – Was nicht?
  – Was möchte ich nun tun?
  – Was sollte nun passieren?
  – Was würde mir gefallen?

- *Dazu lasse ich spontan Antworten entstehen.*
- Und *dann* erst versuche ich zu verstehen, was die Antworten mir sagen, *dann* erst denke ich darüber nach.

  – Und versuche zu verstehen:
  – Was möchte ich?
  – Was strebe ich an?
  – Was tut mir gut?
  – Was macht mich zufrieden?

Und auch:

– Was möchte ich nicht?
– Was tut mir nicht gut?
– Was macht mich unzufrieden?

Wenn ich meine Beziehungsmotive einmal kenne, muss ich diesen Prozess nicht in jeder Situation erneut durchlaufen: Ich habe dann ein *Wissen* über Beziehungsmotive und das kann ich schnell abrufen und nutzen!

Ich weiß in Entscheidungssituationen, welche Alternative mir gut tut und kann mich schnell entscheiden, wenn jemand etwas von mir will, weiß ich schnell, dass *ich* es nicht will und kann mich abgrenzen. Wenn ich eine Speisekarte erhalte, kann ich schnell und sicher wählen usw.

Ich habe eine gute Vorstellung davon, was ich möchte und was nicht und damit habe ich klare Standards, an denen ich mich orientieren kann. So kann ich auch in schwierigen Situationen recht gute Entscheidungen (schnell) treffen, ohne dass ich sie anschließend wieder in Frage stelle.

Auch bei „Verhandlungen" mit IP ist das von Vorteil: Wenn ich mit meinem Partner darüber spreche, was wir tun sollen, wofür wir uns entscheiden wollen oder wenn ich Beziehungskonflikte kläre, ist es hilfreich, wenn ich selbst weiß, was ich will: ansonsten erzeuge ich ein massives „Geeiere", verunsichere den Partner und erschwere die Verhandlungen!

11.3 Das Verstehen von Beziehungsmotiven von Interaktionspartnern

Um mit IP gut umgehen zu können und um Beziehungskredit aufzubauen, sollte ich mich komplementär zu den Beziehungsmotiven verhalten, insbesondere zu dem zentralen Beziehungsmotiv. Dies kann ich aber logischerweise nur, wenn ich weiß, was die Beziehungsmotive meines IP sind. (Also ist es wichtig, diese zutreffend zu verstehen.)

Um die Beziehungsmotive eines IP zu rekonstruieren, muss ich *sein Handeln* beobachten und vor allem seine Reaktionen.

Ich muss einschätzen, ob er auf bestimmte Situationen oder auf mein Handeln

- positiv reagiert, ob er in verbalen Aussagen, im Gesichtsausdruck, in der Stimmlage, der Körperhaltung usw. deutlich macht, dass er sich freut, angenehm gestimmt ist, stolz ist, zufrieden ist usw.;
- negativ reagiert, ob er ärgerlich, gekränkt, verletzt, traurig o.a. reagiert; auch das sehe ich an verbalen Aussagen, am Gesichtsausdruck, an der Stimmlage, an Gesten, Körperhaltung, daran, ob er „auf Abstand geht" usw.

Auf diese Weise kann ich „Daten" darüber bekommen, auf welche Art von Situationen er positiv und auf welche er negativ reagiert. Und daraus kann ich Schlüsse ziehen darüber,

- was ihn erfreut,
- was er zu schätzen weiß,
- was ihn ärgert, kränkt usw.,
- was er nicht zu schätzen weiß.

Und, sobald ich das weiß, kann ich schließen, welche Beziehungsmotive er mit hoher Wahrscheinlichkeit aufweisen wird:

- Reagiert er positiv auf Lob, dann weist er ein Anerkennungsmotiv auf.
- Ebenso, wenn er empfindlich auf Kritik reagiert.
- Reagiert er positiv auf Aufmerksamkeit, darauf, ernst genommen zu werden und negativ, wenn er das nicht erhält, weist er ein Wichtigkeitsmotiv auf.
- Reagiert er positiv auf Signale, dass die Beziehung stabil ist, dass man gemeinsame Ziele entwickelt und negativ auf das Gegenteil, weist er ein Verlässlichkeitsmotiv auf.
- Reagiert er positiv auf Signale, dass man ihn unterstützt, an seiner Seite ist und negativ auf das Gegenteil, dann weist er ein Solidaritätsmotiv auf.
- Reagiert er positiv auf die Gewährung von Autonomie oder ärgerlich auf Bevormundung, Einmischung oder Kontrolle, dann weist er ein Autonomie-Motiv auf.
- Reagiert er positiv auf die Respektierung seiner Grenzen und negativ auf alles, was als Grenzüberschreitung gewertet werden kann (jemand kommt ihm zu nahe, geht an seine Sachen, macht seine Post auf, räumt seinen Schreibtisch auf usw.), dann weist er ein Grenzmotiv auf.

Als IP kann ich das auch *direkt testen:* So kann ich die Person z. B. für eine Handlung loben. Und dann sehe ich z. B., dass sie darauf positiv reagiert:

- Sie strahlt, macht einen erfreuten Gesichtsausdruck;
- redet weiter positiv über sich selbst,
- reagiert zugewandt, freundlich usw.

Daraus kann ich dann schließen, dass der Person Anerkennung wichtig ist.

Reagiert sie jedoch nicht, zeigt keine Freude, keinen positiven Gesichtsausdruck, reagiert nicht zugewandt usw., dann spielt Anerkennung offenbar für sie keine große Rolle.

Dabei kann man alle Beziehungsmotive systematisch testen:

- Bei Wichtigkeit gibt man der Person Signale, dass man sie ernst nimmt, ihr zuhört, ihr Aufmerksamkeit gibt, ihr deutlich macht, dass man sich für sie interessiert, sie genau verstehen will u. a.
- Bei Verlässlichkeit signalisiert man, dass man mit der Person zusammen Pläne machen will, dass man gemeinsame Perspektiven entwickelt, dass man sich eine gemeinsame Zukunft vorstellt usw.
- Bei Solidarität macht man deutlich, dass man im Ernstfall jederzeit für die Person da ist, dass man auf ihrer Seite steht, sie verteidigt, schätzt, unterstützt, dass „man kommt, wenn man gerufen wird".
- Bei Autonomie lässt man erkennen, dass man die Tendenz der Person, eigene Entscheidungen zu treffen, gut findet, akzeptiert, dass man selbst keine Tendenz hat, sich einzumischen, zu kontrollieren oder zu bevormunden.
- Bei Grenzen stellt man klar, dass man sich bemüht, die Grenzen des IP zu erkennen und zu respektieren, dass man keine Tendenz hat, Grenzen zu überschreiten oder ungebeten das Territorium des IP zu betreten.

Natürlich kann man alle Beziehungsmotive auch dadurch „testen", dass man das *Gegenteil* von dem tut, also bewusst etwas, von dem man annehmen kann, dass es ihn ärgert usw., wenn man das macht! Das ist dann besonders informativ, da man im Allgemeinen negative Reaktionen besser erkennen kann als positive: Man weiß dadurch relativ schnell Bescheid!

Aber: Damit läuft man immer Gefahr, auch Beziehungskredit zu verlieren, also sollte man sich solche „Tests" gut überlegen!

12

Das Erkennen von Schemata

Eine Person sollte ihre eigenen Schemata kennen, um zu wissen, an welchen Stellen sie selbst empfindlich reagiert und Interaktionspartner in schwierige Situationen bringt. Die Person sollte aber auch die relevanten Schemata eines Interaktionspartners kennen, um zu wissen, mit welchen Aussagen sie vorsichtig sein sollte und um zu verstehen, warum ein Interaktionspartner an bestimmten Stellen negativ reagiert. Dieses Kapitel regt dazu an.

12.1 Einleitung

Wie ausgeführt sind Schemata in hohem Maße für „hyperallergische Reaktionen" verantwortlich, die IP in schwierige Interaktionssituationen bringen oder bringen können.

Wenn man die sich daraus ergebenden schwierigen Interaktionssituationen verstehen will, muss man verstehen, was genau ein IP macht und warum.

© Der/die Autor(en), exklusiv lizenziert durch Springer-Verlag GmbH, DE, ein Teil von Springer Nature 2021
R. Sachse, *Warum Gespräche scheitern*,
https://doi.org/10.1007/978-3-662-63475-2_12

Und man sollte auch hier verstehen, wie man selbst reagiert: Welche Situationen welche Schemata aktivieren und zu welchen Handlungen führen, *die dann IP in schwierige Interaktionssituationen bringen können.*

12.2 Das Erkennen eigener Schemata

Will man selbst möglichst verhindern, *dass man selbst IP in solche Situationen bringt,* weil man weiß, dass man dadurch Beziehungskredit abbucht und eine Beziehung verschlechtern kann, dann sollte man solche Reaktionen möglichst unter Kontrolle bekommen.

Dazu ist es aber wieder erforderlich, die eigenen Reaktionen zu kennen und vor allem zu wissen, *warum* man so heftig reagiert. Das bedeutet, dass man seine eigenen Schemata kennen muss: Man muss selbst recht gut wissen, welche Selbst-, Beziehungs-, Norm- und Regel-Schemata man aufweist!

Dies ist meist leichter festzustellen, als die eigenen Beziehungsmotive zu rekonstruieren. Denn die eigenen, eher heftigen Reaktionen erkennt man meist recht gut, man kann sie oft nur schwer übersehen!

Also beobachtet man sich selbst eine Zeit lang selbst und merkt sich (oder protokolliert) die eigenen Reaktionen und die auslösenden Situationen.

Die *Leitfragen,* denen man in diesem Fall folgt, sind:

- Erkenne ich bei mir in Situationen eigene Handlungen und Reaktionen, die ich, wenn ich sie „von außen" betrachte, als eher heftig, übertrieben, unnötig u. a. ansehen würde?
- Reagiere ich in bestimmten Situationen in einer Weise ärgerlich, traurig, gekränkt, beleidigt u. ä., die sich

nicht aus der Situation heraus verstehen lässt? In einer Weise, die der Situation nicht angemessen ist?

- Kommen solche Reaktionen häufiger vor?
- Oder: Signalisieren mir IP, dass ich zu heftig, unangemessen reagiere, dass sie meine Reaktionen nicht verstehen oder sie davon irritiert sind =

Habe ich den Verdacht, dass meine eigenen Handlungen bei IP negative Reaktionen auslösen, dann sollte ich mir einige Fragen stellen und daraufhin mein eigenes Handeln und die Reaktionen von IP genau beobachten:

- Nehme ich aufgrund meines Handeln bei IP Reaktionen wahr, die auffällig sind, unerwartet sind, die ich nicht verstehe, die Störgefühle in mir auslösen u. ä.?
- Sagt ein IP etwas Unerwartetes, Merkwürdiges?
- Oder reagiert er nicht an Stellen, an denen ich eine Reaktion erwarten würde?
- Zeigt er in Mimik oder Gestik einen merkwürdigen, unerwarteten oder unverständlichen Ausdruck?
- Runzelt er die Stirn, spannt er den Mund an, werden seine Wangenknochen sichtbar?
- Oder zeigt er gar keinen Ausdruck an Stellen, an denen ich das erwartet hätte?
- Lächelt er nicht, wenn ich es erwarte, zeigt er keine Reaktionen, die er zeigen sollte? Wendet er den Blick ab, vermeidet er Blickkontakt?
- Verändert er seine Stimmlage? Wird sein Ton fordernd, aggressiv, spricht er lauter, mit mehr Pausen?
- Geht er zu mir auf Distanz, wendet er sich von mir ab?

Wenn man selbst eine Handlung einem IP gegenüber ausführt, kann man sich selbst fragen:

- Warum genau tue ich das, was ich tue?
- Ergibt sich mein Handeln wirklich aus der Situation?
- Würden andere in dieser Situation auch so handeln?
- Wäre es denkbar, anders zu handeln?
- Was müsste gegeben sein, um anders handeln zu können?
- Was genau will ich eigentlich durch mein Handeln bewirken?
- Reagiere ich auf irgendetwas empfindlich?
- Will ich das, was ich tue, wirklich?
- Spricht irgendetwas dagegen?

Und:

- Wenn ich mich in den IP versetze: Was löst das in ihm aus?
- Will ich wirklich, dass das in ihm ausgelöst wird?
- Wenn ein IP so mit mir umgehen würde: Was löst das in mir aus?
- Will ich, dass so mit mir umgegangen wird?

Hat man erkannt, *welches* Handeln genau problematisch ist, also negative Reaktionen bei IP auslöst, dann geht es um die Frage, was einen selbst zu diesem Handeln veranlasst.

Beantwortet man alle Fragen mit „ja", dann hat man einen Hinweis darauf, dass man selbst „hyper-allergische Reaktionen" erzeugt. Dann sollte man die Analyse fortsetzen.

Also fragt man sich weiter: Welche Art von Reaktion tritt bei mir häufig auf?

- Enttäuschung
- Trauer
- beleidigt, gekränkt sein
- Hilflosigkeit
- Ärger
- Gefühl von Druck, angetrieben sein, innerer Unruhe
- Schuldgefühle
- schlechtes Gewissen
- Angst

Die unterschiedlichen Gefühle weisen nun meist auf die Aktivierung unterschiedlicher Arten von Schemata hin.

Wird ein negatives Selbst-Schema oder ein negatives Beziehungsschema aktiviert, dann erzeugt das

- Enttäuschung: „Schon wieder werde ich abgewertet, schon wieder bin ich wertlos."
- Trauer: „Das wird sich wohl nie ändern, ich bekomme einfach nicht, was ich brauche."
- beleidigt sein, gekränkt sein: „Andere behandeln mich schon wieder schlecht, ich werde schon wieder kritisiert, nie nimmt mich einer ernst."
- Hilflosigkeit: „Ich kann nichts dagegen tun, ich weiß nicht, was ich machen soll."

Solche Interpretationen und Gefühle können nun bei allen Arten von Selbst- und Beziehungsschemata auftreten, z. B. bei Schemata wie:

- Ich bin ein Versager.
- Ich bin nicht wichtig.
- Beziehungen sind nicht verlässlich.
- Beziehungen sind nicht solidarisch.
- Andere versuchen, mich zu kontrollieren.
- Andere überschreiten meine Grenzen.

Die Emotion „Ärger" weist aber auf eine andere Art von Schemata hin: Auf *Regelschemata.*

Regel-Schemata sind, wie wir gesehen haben, Erwartungen (an IP) und die Frustration von Erwartungen ist vor allem mit Ärger verbunden.

Daher weist Ärger fast immer darauf hin, dass ein Regel-Schema verletzt wurde.

Und massiver und sehr häufiger Ärger weist darauf hin, dass die Person an dieser Stelle sehr krasse, massive, rigide Erwartungen aufweist!

Erzeugt eine Situation dagegen ein Gefühl von *Druck,* etwas tun zu müssen, etwas erledigen zu müssen, ein Gefühl von „Getriebenheit" oder löst sie Schuldgefühle aus, ein Gefühl von „schlechtem Gewissen", dann sind fast immer *Normen* aktiviert.

Löst eine Situation solche Gefühle aus, dann kann man als Person immer nach Normen suchen, also sich fragen, was man hier „sollte, müsste" oder „nicht dürfte".

Ein Gefühl von *Angst* kann bei allen Schemata auftreten: Es kommt dann zustande, wenn die Person interpretiert, dass der unangenehme Zustand nicht nur anhalte, sondern sich noch verschlimmern könnte. Oder dass aus dem Zustand weitere unangenehme Konsequenzen resultieren könnten.

Die Tatsache, dass es eine enge Verbindung gibt zwischen der Art der ausgelösten Gefühle und der Art der aktivierten Schemata, bezeichnet man als „Heuristik": Aus diesem Zusammenhang kann man aus der Beobachtung eines Aspektes (Gefühl) mit hoher Wahrscheinlichkeit auf den anderen Aspekt (Schema) schließen!

Solche Zusammenhänge helfen stark bei der Klärung.

Hat man Hinweise auf die Art des Schemas, dann sollte man aber auch noch versuchen zu klären, welche Annahmen in dem Schema stehen.

Bei einem *Selbstschema* fragt man sich:

- Was nehme ich über mich an?
- Was nehme ich an, was an mir negativ ist, unzureichend, was nicht irgendwelchen Standards entspricht?
- Was nehme ich an, was ich *nicht* kann, welche Eigenschaften mir fehlen?

Bei einem *Beziehungsschema* fragt man sich:

- Was nehme ich an, wie ich in Beziehungen von IP behandelt werde?
- Wie werden andere mit mir umgehen?
- Was werden sie tun oder nicht tun?
- Was habe ich von IP zu erwarten?
- Wie denke ich, funktionieren Beziehungen?
- Was habe ich von Beziehungen zu erwarten?

Bei *normativen Schemata* frage ich mich:

- Was denke ich, was ich nun tun sollte, tun muss oder nicht tun darf?
- Was hätte ich tun müssen, sollen oder nicht tun dürfen?
- Was denke ich, kann nun passieren, wenn ich es dennoch tue?
- Oder was kann nun passieren, wenn ich es dennoch getan habe? (Beachte: Was dann an Gedanken kommt, ist meist hoch irrational und aus rationaler Perspektive Unsinn, dennoch „steht es im Schema" und ist daher wirksam!)

Bei *Regel-Schemata* frage ich mich:

- Was erwarte ich von IP?
- Was sollen die tun oder was dürfen die nicht tun?
- Habe ich die Tendenz, sie zu strafen (real oder in der Phantasie), wenn sie nicht tun, was ich erwarte?
- Sind die Erwartungen, rational betrachtet, angemessen oder überzogen, übertrieben, unangemessen?
- Setze ich diese Erwartungen eher freundlich um oder setze ich sie harsch, mit Ärger, mit Drohungen u.ä. durch?

12.3 Wie erkenne ich Schemata bei Interaktionspartnern?

Wenn ich als Person einer schwierigen Interaktionssituation ausgesetzt bin, dann sollte ich in der Lage sein,

- zu erkennen, *dass* eine schwierige Interaktionssituation nun vorliegt,
- zu analysieren, worin sie besteht,
- zu verstehen, was der IP tut,
- zu verstehen, warum der IP das tut, was er tut, also in der Lage sein, die relevanten Schemata des IP zu verstehen.

Dies macht deutlich, dass es bei schwierigen Interaktionssituationen für eine betroffene Person immer mehrere relevante Aufgaben gibt.

Als Erstes muss sie überhaupt erkennen, *dass* eine schwierige Interaktionssituation überhaupt vorliegt: Denn das sollte sie veranlassen, nun weitere Analyse-Schritte einzuleiten und „Gegenmaßnahmen" zu entwickeln.

Des Weiteren muss die Person erkennen, *was die Situation schwierig macht,* z. B. warum sie unangemessen ist, unerwartet, was es schwierig macht, darauf zu reagieren.

Wenn sie das weiß, sollte sie *verstehen, was genau der IP tut:* Welche Handlungen realisiert er und in welcher Weise weichen diese Handlungen vom Erwartbaren ab?

Und letztlich sollte die Person verstehen, *warum* der IP so handelt, wie er handelt, denn dann kann sie den IP verstehen und kann dann überlegen, wie sie mit dem Handeln angemessen umgehen will. Das bedeutet, dass die Person die relevanten Schemata des IP rekonstruieren sollte.

Wenn ich als Person weiß, dass ein IP eine schwierige Interaktionssituation mit sich bringt, dann sollte ich versuchen zu rekonstruieren, *wie* er das tut und *warum* er das tut.

Um das *wie* zu verstehen, kann ich wieder *Leitfragen* folgen:

- Was genau erwarte ich in dem Kontext vom IP?
- Inwieweit weicht das Handeln des IP davon ab?
- Was genau tut er, was mich ärgert, irritiert, hilflos macht usw.?
- Was genau stört mich an seinem Handeln?

Folge ich diesen Leitfragen, dann kann ich, Schritt für Schritt, rekonstruieren, was genau er tut, z. B.:

- Er reagiert mit Ärger auf Lob, also reagiert er genau so, wie ich es nicht erwartet habe.
- Ich höre zu und werde beschuldigt, nicht aufmerksam zu sein und kann die Aussage nicht nachvollziehen.
- Ich biete Hilfe an und erhalte eine schroffe Ablehnung, die ich unangemessen finde u.ä.

Sobald ich rekonstruiert habe, *wie* der IP reagiert und *dass* es unangemessen ist, kann ich analysieren, *warum* der IP so reagiert, wie er reagiert: Also kann ich mich fragen, welche Schemata der IP aufweist, die ich offenbar aktiviert habe und die diese Reaktionen verursachen.

Leitfragen sind hier:

- Was genau irritiert, ärgert mich an dem Handeln des IP?
- In welcher Weise weicht das Handeln von dem ab, was ich selbst intendiert oder erwartet habe?
- Was genau finde ich an dem Handeln unangemessen?

Als nächsten Schritt sollte ich also *versuchen zu verstehen,* warum ein IP so handelt, wie er handelt, also zu rekonstruieren, welche Schemata der IP aufweisen könnte und welche Schemata ich durch mein eigenes Handeln „getriggert" haben könnte.

Ich kann mich als Erstes fragen, welche Art von „Botschaft" er mir übermitteln möchte, also was ich sehen, erkennen, verstehen soll:

- Was möchte mir der IP sagen?
- Was genau meint er?
- Was ist seine Botschaft an mich?
- Vor allem auf der Beziehungsebene? (Gibt er mir Botschaften darüber, wie er die Beziehung zu mir sieht, wie er die Beziehung einschätzt o. a.?)

Als Nächstes kann ich versuchen, das Handeln des IP nach meinem Wissen darüber zu interpretieren, wie man handeln und was man ausdrücken kann:

- Wie lässt sich sein Verhalten beschreiben?

  – Als empfindlich?
  – Als gekränkt, verletzt?
  – Als traurig, enttäuscht?
  – Als ärgerlich, aggressiv?

- Wie macht er das deutlich?

  – Durch verbale Aussagen?
  – Durch Mimik?
  – Gestik?
  – Stimmlage?
  – Körperhaltung?

Ich kann auch analysieren, wie er (aufgrund seiner Schemata) *mein* Handeln interpretiert hat, wie das „bei ihm angekommen ist":

- Wie könnte er meine Aussage aufgefasst haben?

  – Als Kritik?
  – Als Abwertung?
  – Als Respektlosigkeit?
  – Als nicht ernst genommen werden?
  – Als mangelnde Aufmerksamkeit?
  – Als Zweifel an der Beziehung?
  – Als mangelndes Vertrauen?
  – Als Mangel an Loyalität?
  – Als Bevormundung?
  – Als Kontrollversuch?
  – Als Grenzverletzung?

Und schließlich kann ich versuchen, *aus diesen Daten Schlüsse zu ziehen,* Schlüsse darauf, welche Schemata der IP wohl aufweist:

- Kann ich aus den Informationen, die ich habe, erste Schlüsse über Schemata ziehen?
- Was weiß ich darüber,

  – wie er sich selbst sieht (nicht, als was er gerne erscheinen oder wie er gerne gesehen werden möchte!),
  – wie er Beziehungen einschätzt bzw. was er von und in Beziehungen erwartet,
  – was er von sich selbst erwartet, was er von sich selbst verlangt,
  – welche Erwartungen er an IP hat?

Auch beim IP weisen bestimmte Reaktionen dabei auf bestimmte Schemata hin:

Trauer		
Enttäuschung	}	Selbst- oder Beziehungsschemata
Kränkung		
Verletzung		
Ärger	}	Regelschemata
Schuld	}	Norm-Schemata
Scham		

Auch hier kann ich damit aus der Art der Emotion, die mein Handeln bei ihm auslöst, Hypothesen darüber entwickeln, welche Art von Schema aktiviert worden ist.

Für die Rekonstruktion von Schemata ist aber auch eine *Analyse von Images und Appellen aufschlussreich:* Images sind Botschaften, wie die Person von IP gesehen werden will, was IP über die Person denken, annehmen, glauben sollen bzw. was sie *nicht* denken, annehmen, glauben sollen.

Images kompensieren damit in sehr hohem Maße negative Annahmen von Selbst-Schemata. Wenn eine Person starke Images der Art „ich bin toll, ich bin hoch kompetent, ich bin hoch intelligent" o. ä. aufweist, dann ergibt sich daraus die *Hypothese* (!!), dass die Person an diesen Stellen (starke) Selbstzweifel aufweist. Hätte sie diese nicht, dann hätte sie kaum Veranlassung, solche Images zu senden!

Etwas Ähnliches gilt für Appelle: Appelle sind Aufforderungen an IP, bestimmte Arten von Botschaften zu geben und bestimmte Arten von Botschaften nicht zu geben.

Ein Appell kann verbal gegeben werden, aber er wird meist nonverbal oder paraverbal („verschlüsselt") gegeben. Und auch hier kann man annehmen, dass eine Person genau solche Appelle will, die negative Selbstschemata kompensieren.

Sendet eine Person in hohem Maße Appelle wie „finde mich toll, bestätige mich, bestätige, dass ich intelligent bin, erfolgreich bin" usw., dann will sie dies vor allem deshalb, weil sie an diesen Stellen Selbstzweifel aufweist. Denn eine Person, die von ihren eigenen Kompetenzen völlig überzeugt ist, wird auch glauben, dass das alle sowieso bemerken werden und dass man das deshalb nicht betonen muss!

Daher lassen die Inhalte von Images und Appellen auf Schemata schließen: Man muss sich nur fragen, welche Inhalte von Selbstschemata durch die Images und Appelle kompensiert werden sollen?

13

Manipulationen

Da gerade Manipulationen in schwierigen Interaktions-
situationen eine entscheidende Rolle spielen, soll in diesem
Kapitel ausführlich darauf eingegangen werden, wie eine
Person Manipulationen erkennen kann.

13.1 Grundlegendes

Wie ausgeführt muss man davon ausgehen, dass es nicht
unbedingt schlimm ist, manipuliert zu werden: Realisiert
eine Person positive Strategien wie „verführerisch sein"
oder „charmant sein", gibt man ihr unter Umständen
gerne die Aufmerksamkeit, die sie möchte, auch dann,
wenn man „eigentlich" etwas anderes vorhatte. Und wenn
ein IP manipuliert nach der These „heute manipuliere
ich Dich, morgen darfst Du" und damit nicht gegen
die Reziprozitätsregel verstößt, kann man sich auch
bewusst dafür entscheiden, sich manipulieren zu lassen,
weil das gewissermaßen „zum Spiel gehört". Nicht jede

© Der/die Autor(en), exklusiv lizenziert durch Springer-Verlag
GmbH, DE, ein Teil von Springer Nature 2021
R. Sachse, *Warum Gespräche scheitern*,
https://doi.org/10.1007/978-3-662-63475-2_13

Manipulation, die man selbst ausführt, ist problematisch und nicht jede Manipulation, der man ausgesetzt ist, muss einen irritieren oder ärgern!

Aber natürlich kann man auch Manipulationen ausgesetzt sein, die einen „ausbeuten", durch die man „eingespannt" wird, veranlasst wird, mehr zu arbeiten, als man will, sich mehr um jemanden zu kümmern, als man möchte etc. *Und solche Manipulationen sollte man sich nicht einfach „gefallen lassen", denn sie machen unzufrieden, ärgerlich und verschlechtern die Beziehung zum IP.*

Diese Manipulationen zu erkennen, dient damit nicht nur dem „Selbstschutz", es dient auch dazu, eine gute Beziehung zum IP aufrechtzuerhalten!

Will man sich gegen eine Manipulation wehren, ist wieder die elementare Logik, dass man sie zuerst einmal *erkennen* muss: Als Erstes muss man bemerken, *dass* man manipuliert wird. Und danach muss man sich fragen, *wie* man manipuliert wird.

Denn um sich zu wappnen und um Gegenstrategien einzuleiten und zu entwickeln, muss man wissen, dass man sie braucht und wie sie genau aussehen müssen.

13.2 Woran merke ich selbst, dass ich manipuliere?

Wenn wir selbst manipulieren, dann tun wir das oft sehr automatisch: Wir haben uns ein solches Verhalten „angewöhnt" und machen es nun sehr automatisch. In manchen Fällen manipulieren wir aber auch bewusst, wir entscheiden uns bewusst dafür, jemanden „einzuspannen" und ihn dazu zu veranlassen, Dinge *für uns* zu tun, die er eigentlich gar nicht tun will.

Dieser bewussten Manipulation kommt man „auf die Schliche", wenn man sich fragt:

- Gibt es Situationen, in denen ich möchte, dass mein IP etwas für mich tut (oder etwas nicht tut)?
- Und in denen ich weiß oder vermute, dass der IP sie von sich aus gar nicht tun möchte.
- Und ich dann nicht darauf verzichte, es zu bekommen,
- sondern mich dazu entscheide, ihn „einzuspannen".
- Und dies auf intransparente Weise durch „Tricks", Täuschungen u.ä. zu erreichen versuche.

Man kann sich auch fragen:

- Wovor versuche ich mich häufig „zu drücken"?
- Welche Aufgaben würde ich gerne dem IP übertragen?
- Was möchte ich häufig vom IP haben, wozu der offenbar keine Lust hat?

Sobald ich solche Aspekte entdeckt habe, sollte ich mich fragen:

- Wie reagiert mein IP darauf?
- Will ich in Kauf nehmen, dass er (irgendwann) verärgert, frustriert u. a. reagiert, dass seine Unzufriedenheit steigt und sich unsere Beziehung verschlechtert?
- Wenn nicht: Achte ich auf Ausgleich, d. h. darauf, dem IP etwas zurück zu geben, wenn ich ihn für etwas einspanne?
- Wenn nein: Was könnte ich als Ausgleich tun, was könnte ich für ihn tun?
- Kann ich das, was ich möchte, auch durch offene Kommunikation erreichen? Durch offene Verhandlungen?

Eine hoch automatisierte Manipulation selbst zu ent-
decken, ist nicht einfach: Sie fällt einem selbst ja gar nicht
mehr auf.

Daher ist man logischerweise auf *das Feedback von IP*
angewiesen: Dies muss man wahrnehmen, ernst nehmen
und man muss verstehen, was es bedeutet.

Man kann sich also fragen:

- Gibt mir mein IP häufig negatives Feedback?
- Dass ich mich vor etwas drücke?
- Dass ich ihn einspanne?
- Dass er mit meinem Einsatz, meiner Beteiligung an
  Aufgaben o. a. unzufrieden ist?
- Dass ich „Arbeit nicht sehe", mich „vor Problemen
  drücke"?
- Dass ich Vereinbarungen nicht einhalte?

Sollte ich derartiges Feedback erhalten, dann sollte ich
mich ernsthaft fragen, ob und wie ich den IP manipuliere:
Und ich muss mir dann die gleichen Fragen stellen wie
oben: Will ich das oder will ich über Alternativen nachdenken?

13.3 Woran merke ich, dass ich manipuliert werde?

13.3.1 Grundsätzliches

Wie gesagt ist es vor allem bei bestimmten IP von großer
Bedeutung zu analysieren, ob und wie man manipuliert
wird. Dazu helfen bestimmte Arten von Leitfragen.

Analysiert man genauer, was man erkennen und wissen sollte, um konstruktiv mit einer Manipulation umzugehen, sollte man sich einige Fragen stellen und versuchen, die aus den vorhandenen Daten heraus zu beantworten:

1. Die erste Frage ist natürlich: Werde ich manipuliert? Versucht ein IP, mich zu Handlungen zu veranlassen, die ich von mir aus nicht ausführen würde? Oder die ich gar nicht ausführen will?
2. Ich muss verstehen, welche Strategien ein IP anwendet, um mich zu manipulieren: Welche Images und Appelle sendet er? Manipuliert er über positive oder über negative Strategien? Wie sehen die Strategien genau aus?
3. Die dritte Frage, die man sich stellen sollte, ist die nach dem „manipulativen Schlüsselloch": Ich bin an bestimmten Stellen manipulierbar und an vielen anderen Stellen nicht: Auf welche Arten von Images und Appelle spreche ich an? Was beeindruckt mich oder was setzt mich unter Druck? Auf welche Strategien „springe ich an"?
4. Ich sollte dann für mich klären, wie es mir mit der Manipulation geht: Stört sie mich? Stört sie mich zunehmend? Was genau stört mich daran? Macht sie mich ärgerlich? Was genau macht mich ärgerlich?
5. Wenn ich das weiß, sollte ich eine Entscheidung darüber treffen, ob ich mich manipulieren lassen will oder nicht. Oder ich sollte für mich eine Grenze setzen, ab wann ich mich nicht mehr manipulieren lassen will.
6. Wenn ich mich dafür entscheide, mich nicht manipulieren zu lassen, dann muss ich darüber nachdenken, wie ich der Manipulation begegnen will. Um geeignete Strategien zu finden, kann es hilfreich sein, den Manipulator zu verstehen: Denn wenn ich weiß, *warum* ein IP etwas Bestimmtes tut, dann kann ich unter Umständen mich viel besser wappnen und Ideen entwickeln, wie ich kontern kann.
7. Schließlich muss ich Gegenmaßnahmen oder Gegenstrategien entwickeln,
8. die ich dann in der Realität testen sollte.

13.3.2 Die Durchschaubarkeit von Manipulationen

Wie leicht man als Person erkennen kann, dass und wie man von einem IP manipuliert wird, hängt wesentlich davon ab, wie gut die manipulative Strategie ist.

Weist ein IP eine sehr hohe manipulative Kompetenz auf, kann es sehr schwierig werden, ihm „auf die Schliche zu kommen": Man hat unter Umständen manchmal ein Störgefühl, kann es aber nicht festmachen. Und versteht lange nicht, was in der Interaktion passiert.

Glücklicherweise gibt es jedoch viele Manipulationen, die relativ leicht zu erkennen sind.

Man muss auch berücksichtigen, dass IP sich stark in dem Ausmaß unterscheiden, in dem sie manipulativ sind. Manche IP sind wenig manipulativ und das bedeutet, dass man sich über diesen IP keine Gedanken machen muss.

Leider gibt es aber auch hoch manipulative IP und die sollte man besser als solche identifizieren: Dann kann man Vorsicht walten lassen, aufmerksam sein und auf Indikatoren für Manipulation achten: Das kann sich z. B. im Beruf, aber auch in der Familie auszahlen, indem man sich nun weitaus weniger manipulieren lässt.

Die meisten Personen, die manipulieren, verfügen über eine eher mittlere Kompetenz: Das bedeutet, dass sie nur eine begrenzte Zahl an manipulativen Strategien aufweisen.

Als Person kann man sich also gut wappnen, wenn man diese analysiert und dann weiß, was ein IP tun kann. Denn wenn man vorbereitet ist, erkennt man eine aktuelle Manipulation viel besser, schneller und sicherer und kann viel besser darauf reagieren.

Und: Indem man verschiedene Gegenstrategien aus-
probiert, erfährt man auch, welche bei diesem IP gut
funktioniert und welche nicht.

13.3.3 Störgefühle sind auch bei Manipulationen wichtig

Auch bei Manipulationen gilt wieder, dass das intuitive
Verarbeitungssystem einer Person meist schneller und
zuverlässiger arbeitet als das kognitiv-analytische System.

Das ist hier auch sehr naheliegend, wenn man bedenkt,
dass viele Manipulationen implizit, also nicht über deutliche, direkte, sprachliche Kommunikation laufen,
sondern durch paraverbale und nonverbale Signale.

Viele Images sind nonverbal oder paraverbal: Will ich
ein Image senden, dass es mir schlecht geht, dann kann
ich meiner Stimme einen „leidenden" Ausdruck verleihen,
ich kann das Leiden in meiner Mimik ausdrücken, in
meiner Körperhaltung usw. Es kann sogar sein, dass die
explizite verbale Botschaft entsprechende Informationen
überhaupt nicht enthält, also ein Image ausschließlich
nonverbal und/oder paraverbal vermittelt wird.

Das Gleiche gilt für Appelle: Ich kann eine Person
verbal auffordern, etwas zu tun: Ich kann aber auch leise
stöhnen, wenn ich nach meiner Tasse greife und bewirken,
dass mir jemand die Tasse reicht, weil er den paraverbalen
Appell durchaus verstanden hat.

Nonverbale und paraverbale Signale werden aber viel
eher über den sogenannten „intuitiv-holistischen Modus"
verarbeitet als über den kognitiv-bewussten Modus: Ich
bekomme genau mit, ob mich jemand mag oder nicht,

indem ich die impliziten Signale „auffange", obwohl ich mir darüber gar nicht bewusst bin.

Damit sind wir wieder bei den bekannten „*Stör-gefühlen*": Störgefühle sind affektive Reaktionen, die durch automatisierte, intuitive Verarbeitungsprozesse zustande kommen.

Störgefühle werden sehr oft durch Diskrepanzen aus-gelöst: Die Person empfängt Botschaften, die nicht zusammenpassen oder die sich sogar deutlich wider-sprechen:

- Eine Person sendet ein Image, sie sei krank und schwach, wirkt aber durch manche Signale entschlossen und stark.
- Jemand schmeichelt mir, ich bekomme aber Signale mit, die darauf hindeuten, dass er das gar nicht meint.
- Jemand ist freundlich, aber durch Stimmlage und Mimik empfange ich Signale, die Ablehnung aus-drücken.
- Jemand sendet ein Image, hoch kompetent zu sein, wirkt jedoch in seinem Handeln unsicher usw.

Wenn man als Manipulator ein bestimmtes Image sendet, dann versucht man, es so konsistent wie möglich zu ver-mitteln, also auf allen Kommunikationskanälen das *gleiche* Image zu senden.

Bedauerlicherweise haben Personen, die darin kein spezielles Training haben, ihren nonverbalen oder para-verbalen Kanal aber nur begrenzt unter Kontrolle. Daher ist es sehr wahrscheinlich, dass eine Person bei dem Ver-such, manipulativ zu sein, inkonsistente Botschaften schickt, die von der manipulierten Person aufgefangen werden können.

Da die Botschaften aber implizit sind, kann das kognitiv-analytische System sie zunächst nicht gut erfassen, das intuitiv-holistische System aber schon.

Das ist der Grund, warum *Störgefühle* auch hier so wesentlich sind: Sie gehen meistens darauf zurück, dass in einer Interaktion mit einem IP irgendetwas nicht stimmt! Irgendetwas ist inkonsistent, „unecht", gespielt u. a. Und deshalb sollte man als Person solche Störgefühle auch unbedingt

- bemerken und ihnen Aufmerksamkeit geben,
- sie nicht ignorieren oder als „irrelevant" abtun,
- sie als Ausgangspunkt für weitere Klärungsprozesse nutzen.

Da Störgefühle eben eher „Gefühle" als „Gedanken" sind, sind sie oft nicht leicht zu verstehen: Sie signalisieren der Person, *dass* etwas nicht stimmt, aber leider noch nicht, *was* nicht stimmt!

Deshalb muss eine Person nun aufgrund der Störgefühle eine *bewusste kognitive Analyse* einleiten mit dem Ziel zu verstehen, *was genau* nicht stimmt.

Bei einer solchen Analyse kann man Fragen nachgehen wie:

- Was genau stört mich?
- Was ist nicht stimmig?
- Was möchte der IP, was ich denken, annehmen soll?
- Nehme ich das wirklich an oder denke ich etwas anderes?
- Was möchte der IP, was ich tun soll?
- Möchte ich das tatsächlich tun?

13.3.4 Die Analyse von Images und Appellen

Und an dieser Stelle sind wir nun bei der Analyse von Images und Appellen: Wie wir gesehen haben sind Images und Appelle die elementaren Anteile jeder Manipulation.

Um eine Manipulation zu erkennen und zu verstehen, ist es daher von entscheidender Bedeutung, Images und Appelle zu verstehen.

Um das zu tun, sollte eine Person den IP und sein Handeln „auf sich wirken lassen": D. h. die Person sollte einen intuitiven Modus einnehmen und einen rational-analytischen Modus „abschalten".

Gehen sie in eine Interaktion mit einer Person (oder stellen sie sich eine solche Interaktion möglichst plausibel vor):

- Lassen sie das, was der IP tut, einfach mal auf sich wirken.
- Vergegenwärtigen sie sich sogenannte „Leitfragen", also Fragen, die ihre Verarbeitung gezielt steuern sollen.
- Denken sie jedoch nicht gezielt über diese Fragen nach.
- Halten sie die Fragen in ihrem Bewusstsein und *lassen sie ihr System arbeiten*.
- Konzentrieren sie sich nicht primär auf die sprachliche Aussage, denken sie nicht darüber nach.
- Lassen sie vielmehr die Handlung und die Person auf sich wirken: Sie wissen nicht, welche Aspekte wesentlich sein werden, also können sie sich auch auf keinen Appell konzentrieren.
- Lassen sie die Sprechweise, Stimmlage, den Ausdruck, die Gestik, Mimik, Körperhaltung, aber auch Kleidung, Auftreten usw. auf sich wirken.
- Und lassen sie dann spontane Gedanken zu.
- Wenn sie einen spontanen Gedanken haben, merken sie sich ihn (oder, wenn sie können, notieren sie ihn ganz kurz).
- Und dann stellen sie die Gedanken zur Seite und lassen die Person wieder auf sich wirken.

Wichtig sind hier die *Leitfragen,* die sie sich selbst vorstellen sollten, denn das steuert ihren Verarbeitungs-
prozess: Wichtig ist aber, dass sie nicht bewusst oder
intentional über die Antwort nachdenken, sondern die
Leitfragen „in ihren kognitiven Raum stellen" und die
Person auf sich wirken lassen. Die intuitive Verarbeitung
wird dadurch gestartet und läuft automatisch und sie
müssen sie „machen lassen" und wahrnehmen, was sie
ihnen mitteilt. Sobald sie versuchen, diese Prozesse zu
beeinflussen oder zu kontrollieren, stören sie die Prozesse
und das Ganze wird nicht funktionieren!

Übersicht

Die *Leitfragen,* die man sich stellen kann, um *Images* zu
identifizieren, sind:

- Was möchte die Person, dass ich (nicht) denke, glaube, annehme?
- Wie möchte die Person von mir (nicht) gesehen werden?
- Welches Bild soll ich mir von ihr (nicht) machen?

Die *Leitfragen,* die man sich stellen kann, um *Appelle* zu
identifizieren, sind:

- Was möchte die Person, das ich jetzt (nicht) tue?
- Über welches Handeln meinerseits würde die Person sich (nicht) freuen, was würde sie (nicht) zu schätzen wissen?

Wenn ich Images und Appelle notiere, dann

- notieren sie *Images* als ganz kurzes Statement der Form „ich bin (nicht), ich kann (nicht)", z. B.

  - Ich bin toll.
  - Ich bin schwach.
  - Ich habe nichts unter Kontrolle.
  - Ich kann nichts bewirken.
  - Ich bin nicht wichtig. Usw.

- notieren sie Appelle als kurze Imperative, wie

  - Lobe mich!
  - Tröste mich!
  - Übernimm Verantwortung!
  - Entlaste mich!
  - Bedauere mich! Usw.

Sobald sie eine Sammlung von Images und Appellen haben, haben sie eine recht genaue Vorstellung davon, was ein IP von ihnen will.

14

Gegenstrategien

Hat die Person eine schwierige Interaktionssituation verstanden, dann kann sie planen, wie sie damit konstruktiv umgehen kann. Auf mögliche Gegenmaßnahmen und Gegenstrategien soll in diesem Kapitel eingegangen werden.

14.1 Einleitung

Hat man als Person erkannt, *dass* ein IP eine schwierige Interaktionssituation realisiert, aufgrund von Schemata „unangemessen" handelt, oder manipuliert und hat man verstanden, *was* genau abläuft, dann muss man entscheiden, ob man das akzeptieren will, also „mit sich machen lässt" oder ob man sich abgrenzen, wehren o. ä. will.

Natürlich kann man sich auch dazu entscheiden, *nichts* zu tun: Wenn die Manipulation gering ist, wenn man den Eindruck hat, dass Ausgleich besteht u. ä., dann kann

© Der/die Autor(en), exklusiv lizenziert durch Springer-Verlag GmbH, DE, ein Teil von Springer Nature 2021
R. Sachse, *Warum Gespräche scheitern,*
https://doi.org/10.1007/978-3-662-63475-2_14

man sich durchaus mal manipulieren lassen! Es gibt in Beziehungen viele „Störungen", es läuft viel „nicht rund", aber das ist bei zwei unterschiedlichen Personen auch nicht anders zu erwarten!

Man tut gut daran, solche minimalen Störungen zu akzeptieren und dann eben *nicht* darauf zu reagieren: Denn ansonsten spielt man jedes Mini-Problem hoch und verschlechtert dadurch die Beziehung.

Man sollte sich selbst und seinem IP einen gewissen „Spielraum" zubilligen.

Das Gleiche gilt natürlich, wenn ein Partner mal ärgerlich, enttäuscht u. a. reagiert und dadurch eine schwierige Interaktionssituation schafft: Auch hier richtet man unter Umständen Schaden in der Beziehung an, wenn man ständig „aus einem Bakterium einen Dinosaurier macht".

Jede Person hat jedoch *Grenzen:* Bis zu einem bestimmten Punkt kann sie akzeptieren, dass IP etwas tun, was sie stört oder was sie nicht möchten. Von da an *will* die Person das aber nicht mehr akzeptieren.

Solche Grenzen sollte man selbst kennen, damit man schnell beurteilen kann, was man noch tolerieren will und was nicht.

Und man tut in aller Regel gut daran, die eigenen Grenzen nicht überschreiten zu lassen (vorausgesetzt, die Grenzen sind nicht als solche problematisch!).

In dem Fall, dass ein IP eine solche Grenze überschreitet, kann man sich dazu entscheiden, etwas zu unternehmen, sich „bestimmte Dinge nicht einfach gefallen zu lassen".

Entscheidet man sich dafür, etwas gegen das Handeln des IP zu unternehmen, dann ergibt sich sofort die Frage, was das sein könnte? Denn dann ist es erforderlich, Gegenmaßnahmen zu ergreifen oder Gegenstrategien zu realisieren: Sich abzugrenzen, deutlich zu machen, dass man das Handeln des IP nicht akzeptiert, dass man anders behandelt werden möchte, zu verhandeln u. ä.

Analysiert man, wie aufwendig und komplex die Aufgaben sind, die einem ein IP durch schwierige Interaktionssituationen „auferlegt", dann wird deutlich, dass die Aufgabe, das Problem zu analysieren und zu verstehen meist deutlich schwieriger ist, als die Realisation von Gegenstrategien.

Zu erkennen, *dass* etwas in einer Interaktion „schief läuft" und genau zu verstehen, *was* genau passiert, ist oft aufwendig und erfordert genaues Nachdenken.

Hat man aber erst einmal verstanden, was ein IP warum genau tut, dann ist es vergleichsweise einfach, damit konstruktiv umzugehen („vergleichsweise" einfach bedeutet aber nicht, das es wirklich simpel ist, auch hier braucht man Strategien).

Daher habe ich der *Analyse* so breiten Raum gewidmet: Ohne ein Verstehen der ablaufenden Prozesse kann man auch nicht effektiv handeln. Versteht man aber was passiert, lassen sich die Strategien manchmal recht einfach ableiten.

14.2 Wie geht man mit hyper-allergischen Reaktionen um?

Erkennt man, dass man von einem IP in eine schwierige Interaktionssituation „verwickelt" wird, die auf eine hyper-allergische Reaktion zurückgeht, muss man (schnell) eine Entscheidung treffen: Will man das ignorieren und gar nicht darauf eingehen oder will man damit aktiv etwas tun?

Wie gesagt sollte man wohl nicht in jedem Fall reagieren: In manchen Fällen ist die Reaktion des IP nur vorübergehend, hat keine Nachwirkungen und muss daher auch nicht weiter beachtet werden. In Beziehungen macht es keinen Sinn, bei jeder Kleinigkeit Alarm zu geben!

Ist man jedoch durch einen IP des Öfteren mit solchen Situationen konfrontiert, ärgert man sich oder fühlt man sich dadurch gestört oder beeinträchtigt, dann macht es Sinn, etwas zu unternehmen.

Man kann verschiedene *Arten von Gegenstrategien* realisieren:

- *Reaktion des IP interpretieren und transparent machen:*
  Dabei bringt man die Reaktion des IP, so, wie man sie versteht, „auf den Punkt". Z. B. sagt man:

  - „Wenn ich Dich richtig verstehe…"
  - Dann reagierst Du sauer/ärgerlich/gekränkt/beleidigt/genervt/enttäuscht/traurig u. ä.

  Damit macht man deutlich, was genau man wahrnimmt bzw. welche Reaktion des IP man erkennt. Dadurch macht man transparent, erkennbar, was nun abläuft: Ist die Interpretation richtig, ist nun *beiden* IP klar, was gespielt wird, der Betreffende kann seine Strategie nun nur noch schlecht „tarnen".

- *Verantwortung für den Stimulus übernehmen:*
  Man ist für die Reaktion des IP nicht wirklich verantwortlich, da man ja davon ausgeht, dass diese durch die *Schemata* des IP ausgelöst worden sind und für die kann man nichts. Man hat aber diese Schemata aktiviert, indem man etwas getan hat, das der Stimulus für diese Aktivierung war. Und für diesen Stimulus hat man in der Tat die Verantwortung und die kann man auch übernehmen.

  In Interaktionen *sollte* man diese Verantwortung auch übernehmen, denn es wirkt auf den IP nicht gut, wenn man ihm die gesamte Verantwortung zuschreibt: Das kann ihn reaktant machen. Also sagt man:

- „Anscheinend habe ich etwas getan,
- das XY bei Dir ausgelöst hat."

- *Diskrepanz aufzeigen:*
  Man kann dem IP die Diskrepanz deutlich machen, die man selbst empfindet, z.B. die Diskrepanz zwischen den eigenen Absichten und der Reaktion des IP. Oder zwischen dem, was man selbst gemeint hat und dem, was der IP verstanden hat. So kann man z. B. vermitteln:

  - „Ich habe XY gemeint."
  - „Meine Absicht war es, dass bei Dir Z ausgelöst wird."
  - „Stattdessen hat es aber AB ausgelöst."

- *Staunen zur Verfügung stellen:*
  Die Diskrepanz kann man dazu nutzen, sein Erstaunen über die Reaktion des IP zu vermitteln. Wir nennen diese Intervention „staunen zur Verfügung stellen". Auf diese Weise wird die Wahrnehmung einer Diskrepanz auf relativ wenig konfrontative Weise vermittelt. So kann man sagen: „Dass mein Handeln AB bei Dir XY ausgelöst hat, das erstaunt mich sehr."

- *Missbilligung ausdrücken:*
  Ein deutliches Feedback besteht darin, die eigene Missbilligung über das Handeln des IP zum Ausdruck zu bringen, z. B.:

  - „Dass Du auf mein Handeln AB mit XY reagierst,
  - missfällt mir.
  - Es missfällt mir, dass Du so mit mir umgehst."

- *Eigene Reaktion darstellen:*
Wenn das Handeln des IP bei der Person selbst Reaktionen auslöst, wie z. B. Ärger, Hilflosigkeit, Enttäuschung o. ä., dann kann die Person das zum Ausdruck bringen:

  - „Dass Du mit XY auf mein Handeln reagierst,
  - löst bei mir Ärger usw. aus."

- *Erwartung/Wunsch äußern:*
Eine Person kann aber auch eine Erwartung an den IP richten, *wie* sie behandelt werden möchte oder sie kann dies als Wunsch formulieren:

  - „Ich wünsche mir, dass Du meine Absichten ernst nimmst."
  - „Ich möchte nicht, dass Du mir etwas unterstellst."
  - „Ich möchte nicht derart abwertend behandelt werden."
  - „Wenn Dir etwas missfällt, wäre es schön, Du würdest das mit Respekt äußern."

- *Klärung anbieten:*
Die betroffene Person kann dem IP aber auch eine Klärung darüber anbieten, was ihr Verhalten genau beim IP ausgelöst hat. Oder welches Missverständnis warum entstanden ist:

  - „Ich würde gerne verstehen, warum Du so reagiert hast."
  - „Ich würde gerne wissen, was ich bei Dir ausgelöst habe."
  - „Ich würde gerne wissen, wie Du mein Statement aufgefasst hast."

- *Komplementäre Einbettung:*
Alle solche Handlungen einer Person einem IP gegenüber kann sie *in komplementäres Handeln einbetten:*

Bevor sie etwas deutlich macht, sich abgrenzt o. ä., kann sie den IP „füttern", also etwas tun, was sein Beziehungsmotiv befriedigt. Dadurch schafft sie Beziehungskredit und erzeugt damit eine gute Voraussetzung dafür, dass der IP das nun folgende Feedback besser zur Kenntnis nimmt und sich auch stärker damit auseinandersetzt.

14.3 Wie geht man generell mit schwierigen Interaktionssituationen um?

Wird man mit einer schwierigen Interaktionssituation konfrontiert, dann ist es hilfreich, wie folgt vorzugehen:

- *Ruhe bewahren!*
  Man sollte sich hier klar machen,

  - dass der IP aufgrund eigener Schemata reagiert,
  - dass er also selbst nicht anders kann
  - und es nicht tut, um einen zu ärgern o. ä.,
  - dass man also „im Grunde gar nicht persönlich gemeint" ist: Jeder, der etwas Ähnliches tun würde, würde die Reaktion auslösen!

  Macht man sich das klar, dann muss man selbst nicht persönlich angegriffen, verärgert u. a. reagieren: Man kann ruhig bleiben, das Ganze als Problem betrachten und versuchen, das Problem zu lösen.

- *Zugewandt bleiben!*
  Um die Krise nicht hochzuschaukeln oder die Reaktion des IP noch weiter zu verschlimmern, sollte man eben nicht „aggressiv zurückreagieren": Dadurch löst man

das Problem nicht, sondern man verschlimmert es und man verschlechtert damit die Beziehung!

Wenn möglich sollte man stattdessen zugewandt bleiben: Das ist möglich, wenn man sich die Aspekte von Punkt 1 vergegenwärtigt!

Also bleibt man respektvoll, freundlich, hört zu und versucht zu verstehen, was los ist.

Ein solches Verhalten entschärft meist die Krise unmittelbar: Der IP beruhigt sich, er fühlt sich verstanden und von ihm befürchtete Reaktionen bleiben aus.

- *Dem Drachen ins Auge schauen!*

    Den IP respektiert man aber nur dann, wenn man sich der Situation stellt und ihr nicht ausweicht: Man zeigt, dass man bereit ist, dem IP zuzuhören, ihn ernst zu nehmen und sich mit ihm und seinen Aussagen auseinanderzusetzen!

    Vermeidet man, zeigt man Angst oder man signalisiert, dass man den IP nicht ernst nimmt. Beides ist aber für eine interaktionelle Problemlösung sehr ungünstig: Angst ermutigt den IP, weiter zu machen, nicht ernst nehmen macht ihn zusätzlich ärgerlich.

- *Seinen Teil der Verantwortung übernehmen!*

    Wie gesagt hat man keine Verantwortung für die Schemata des IP, also auch keine für seine (heftige) Reaktion. Nichtsdestotrotz hat man aber die Reaktion durch eigenes Handeln ausgelöst! Und *dafür* sollte man die Verantwortung übernehmen, denn man hat sie tatsächlich.

    Auf einer Beziehungsebene wirkt es sehr gut auf den IP, wenn man bereit ist, auch einen Teil der Verantwortung zu übernehmen. Gibt man dem anderen die volle Verantwortung, macht ihn das reaktant („das lasse ich mir nicht gefallen").

- *Deutlich machen, dass man nicht die Absicht hatte, solche Reaktionen auszulösen*
  Man sollte an dieser Stelle seine eigene Position klarstellen und deutlich machen, was man selbst meinte oder wollte und was nicht.
  Da der IP die eigene Botschaft (aufgrund seiner Schemata) falsch interpretiert hat, ist es wesentlich, dieses Missverständnis zu korrigieren.
  Man sagt also:

  – „Ich wollte durch XY zum Ausdruck bringen…"
  – „Die Aussage XY war als Lob gemeint."
  – „Ich wollte Dir klarmachen, wie wichtig Du für mich bist." usw.

  Es kann hier auch wichtig sein zu verdeutlichen, was man *nicht* meinte oder wollte:

  – „Ich meinte das in gar keiner Weise als Kritik."
  – „Ich wollte Dich überhaupt nicht verärgern." usw.

- *Staunen zur Verfügung stellen*
  Man sollte aber nicht nur deutlich machen, was man selbst meinte.
  Man sollte auch auf die Diskrepanz hinweisen zwischen dem eigenen Gemeinten und der Reaktion des IP.
  Denn diese Diskrepanz ist ja ein wesentlicher Bestandteil des Problems.
  Durch die Technik des „Staunens zur Verfügung stellen" kann man das auf eine sehr verträgliche und wenig konfrontative Weise tun.
  Also sagt man:

  – „Ich wollte Dir XY mitteilen. Es erstaunt mich, dass Du so ärgerlich darauf reagierst."
  – „Ich dachte, ich hätte Lob zum Ausdruck gebracht und es erstaunt mich sehr, dass Du das nicht gehört hast."

- *Klärung anbieten*

  Man kann dem IP anbieten, über das Missverständnis zu sprechen und zu klären, was er warum wie verstanden hat und wie seine Reaktion zustande gekommen ist.

  Das kann man aber sinnvollerweise erst dann, wenn der IP sich wieder beruhigt hat und wenn er verstanden hat, dass man selbst „ihm nichts will" und dass offenbar ein Missverständnis vorliegt.

  Dann kann man z. B. sagen:

  – „Ich würde sehr gerne verstehen, was genau meine Aussage XY bei Dir ausgelöst hat."
  – „Ich würde gerne wissen, wie Du meine Aussage XY verstanden/aufgefasst hast."
  – „Ich würde sehr gerne verstehen, was Dich so wütend gemacht hat."

  Geht der IP auf ein solches Angebot ein, kann man Schritt für Schritt klären, wie er die Aussage aufgefasst hat, welche Schemata getriggert worden sind und es wird klar, welche Prozesse beim IP abgelaufen sind.

  Dies hilft dem IP, selbst zu verstehen, was bei ihm abläuft und es hilft der betroffenen Person zu verstehen, „wie der IP tickt".

  Und dies kann erheblich dazu beitragen, künftige Missverständnisse zu vermeiden und bei der Person ein höheres Ausmaß an *Verständnis* für den IP zu erzeugen!

  Hier sollte man sich allerdings keine Illusionen machen: Nicht alle IP sind bereit, sich auf eine solche Klärung einzulassen! Denn das setzt natürlich schon ein höheres Maß an Vertrauen voraus.

  Daher kann man einem IP immer nur ein *Angebot* machen und sollte akzeptieren, dass er es ablehnt!

- *Abgrenzung*
  Wenn man sich als Person über das Handeln des IP
  selbst ärgert oder wenn man es sich „nicht gefallen
  lassen will", dann macht es Sinn, sich *abzugrenzen:* Man
  sollte dem IP deutlich machen, dass man nicht möchte,
  dass man so behandelt wird.
  Das sollte man

  – in sehr freundlicher und zugewandter Weise ver-
    mitteln, also auf der Beziehungsebene positive
    Signale aussenden,
  – aber auf der Inhaltsebene sehr klar formulieren, was
    man nicht möchte.

  Z. B.:
  „Es kann sein, dass Du Dich über mich ärgerst: Dann
  möchte ich allerdings nicht von Dir angeschrien
  werden."
  „Es mag sein, dass Du sauer bist, aber ich möchte trotzdem von Dir nicht so behandelt werden."

- *Wünsche*
  Es ist in Interaktionen meist sinnvoll, dem IP nicht
  nur mitzuteilen, was man *nicht* will, sondern auch,
  oft unmittelbar anschließend, was man möchte. Man
  formuliert damit *Wünsche* an den IP:

  – „Wenn Du Dich ärgerst, kannst Du mir das sagen
    und dann klären wir, was los ist, was ich getan habe
    oder was ich tun kann."
  – „Wenn Dich etwas an mir stört, wäre es schön,
    Du würdest es mir offen sagen, damit wir darüber
    sprechen können."

- *Kritisches Feedback*
  Als betroffene Person kann man auch die Tendenz
  haben, dem IP ein kritisches Feedback über sein
  Handeln zu geben, z. B.:

– „Ich denke, wenn Du so mit Leuten umgehst, wenn Du sauer bist, dann wirst Du viele Leute verprellen."
– „Wenn Du andere anschreist, solltest Du Dich nicht wundern, wenn die ebenfalls sauer auf Dich sind und Dir nicht mehr zuhören."

- *Komplementarität*
  Wir haben gesehen, dass Aussagen, die Kritik enthalten oder den IP auf Aspekte seines Handelns aufmerksam machen, die er nicht sehen will, dem Feedback-Geber „Beziehungskredit abbuchen". Der Kritisierte kann das übelnehmen und das kann die Beziehung zwischen beiden IP verschlechtern.
  Aus diesem Grund ist es meist sinnvoll, kritische Statements oder Aussagen, die einem IP missfallen könnten, in positive Beziehungsbotschaften *einzubetten*. Und dazu sollte man *solche* Aussagen realisieren, die wichtige Beziehungsmotive des IP befriedigen, also Aussagen, die zu einem Beziehungsmotiv komplementär sind.
  Die Devise heißt damit: *Erst füttern, dann kritisieren!*
  Dadurch wird der negative Effekt der Kritik „abgefedert" und, vor allem, erhöht dieses Vorgehen stark die Bereitschaft des Kritisierten, sich mit der Kritik auseinander zu setzen! Z. B.:

– „Ich finde es gut, dass Du für Deine Interessen eintrittst, ich würde mir aber wünschen, Du tätest das weniger aggressiv."
– „Ich möchte Dich nicht bevormunden und es ist ok, wenn Du Deine Autonomie schützt, aber ich möchte nicht, dass Du so mit mir umgehst."
– „Du machst viele Dinge toll und kannst gut mit Menschen umgehen, aber an dieser Stelle fühle ich mich von Dir schlecht behandelt."

14.4 Wie geht man mit Manipulationen um?

14.4.1 Grundsätzlicher Umgang

Ist ihnen klar, *dass* sie manipuliert werden, haben sie die Strategie verstanden, mit der sie manipuliert werden und haben sie sich entschieden, dass sie das nicht einfach akzeptieren wollen, dann können sie darüber nachdenken, wie sie der Manipulation begegnen wollen. Sie können darüber nachdenken, wie sie verhindern können, manipuliert zu werden und wie sie dem Manipulator gegenüber auftreten wollen.

Eine grundlegende Entscheidung, die sie dann treffen müssen, ist, ob sie in einer Weise reagieren wollen, die „sozial verträglich" ist, also die eine Chance bietet, eine Manipulation zu verhindern, aber trotzdem eine Beziehung zum Manipulator aufrecht zu erhalten. Oder ob sie eine Strategie wählen wollen, die zwar Manipulation verhindert, die aber die Gefahr in sich birgt, dass sie die Beziehung zum Manipulator nachhaltig verschlechtern oder beenden.

Das Wort „nachhaltig" ist bewusst gewählt: Denn jede ihrer Strategien, mit denen sie eine Manipulation verhindern, kann zu einer vorübergehenden Krise führen: Vor allem, wenn es dem Manipulator vorher eine Zeit lang gelungen ist, sie zu manipulieren, wird er über ihre „Sabotage" nicht erfreut sein und sich nicht dafür bedanken. Er könnte durchaus sauer reagieren oder nach der Devise handeln: Das Imperium schlägt zurück! Er könnte den Druck auf sie verstärken, sich darüber beschweren, dass sie nun plötzlich unfreundlich werden, kein Verständnis mehr haben usw. Mit derartigen „Gegenmaßnahmen" sollten sie besser rechnen und sich darauf vorbereiten. Bleiben sie aber stringent *und* freundlich-zugewandt, dann kriegt sich der frustrierte Manipulator in aller Regel wieder ein und man kann die Beziehung „neu abstimmen".

Um eine Chance zu bewahren, trotz einer Verteidigung gegen Manipulation mit dem Manipulator weiterhin eine Beziehung zu pflegen, sollten sie sich an einige Grundregeln halten: Sie sollten sich immer klar machen,

- dass der Manipulator sie manipuliert, weil er das so gelernt hat und weil es bisher gut funktioniert hat;
- er manipuliert sie aber nicht, weil er „bösartig" ist oder weil er ihnen schaden will: er will ihnen nicht schaden, sondern sich selbst nutzen;
- und dass sie selbst wohl auch dazu beigetragen haben, dass es funktioniert hat, d. h. sie sind eigentlich immer in einem bestimmten Ausmaß an der Manipulation beteiligt!
- Dass er sie mit seiner Manipulation wahrscheinlich nicht einmal persönlich meint, denn er würde jeden manipulieren, der ihm nützlich sein kann.
- Dass er selbst biographische Gründe für seine Manipulation hat und dafür, dass er solche Strategien entwickelt hat, nur begrenzt verantwortlich ist.

> **Übersicht**
>
> Wenn es ihnen gelingt, sich das zu vergegenwärtigen, dann können sie nach der Devise verfahren: *„Der Versuch ist nicht strafbar, aber zwecklos."*
>
> „Der Versucht ist nicht strafbar" bedeutet, dass sie nicht sauer sein und ihn nicht bestrafen müssen: Der Versuch der Manipulation muss noch keine negativen Beziehungskonsequenzen nach sich ziehen. Sie können (auf der Beziehungsebene" freundlich, zugewandt, respektvoll bleiben (und das sollten Sie auch!).

„Aber zwecklos" bedeutet, dass sie sich dazu entschieden haben, sich nicht manipulieren zu lassen und dass
sie das auch deutlich machen werden.

Wenn ihnen eine solche Haltung gelingt, dann können sie
sich auch an die Regeln halten, deren Befolgung es möglich macht, eine gute Beziehung aufrecht zu erhalten,
selbst dann, wenn man sich nicht mehr manipulieren lässt.
Diese Regeln sind:

- Trotz aller Strategien zur Abgrenzung bleibt man
dem IP gegenüber immer respektvoll, freundlich und
zugewandt („der Versuch ist nicht strafbar"): Man stellt
die Beziehung nicht in Frage, droht nicht mit Abbruch,
führt keine Strafaktionen aus usw.
- Man reagiert nie aggressiv, abwertend, beleidigend oder
anklagend.
- Man redet selbst so klar und präzise wie möglich:
Man macht deutlich, was man will und was nicht und
kommuniziert nicht indirekt, verschlüsselt, „zwischen
den Zeilen" oder „durch die Blume".
- Man muss seine eigene Position vertreten, aber nicht
verteidigen: Wenn man etwas Bestimmtes nicht will,
muss man das nicht rechtfertigen. Man kann vom
IP erwarten, dass er das akzeptiert (wenn es nicht
manipulativ ist!). Es gibt also keinen Grund, defensiv
zu reagieren.
- Man kann die Strategie, die man realisieren will, in ein
empathisches oder komplementäres Statement „einbetten".

Wenn man versucht, so zu handeln, wird einem schnell
auffallen, dass das „easy to say but hard to do" ist! Denn

eine solche Vorgehensweise verlangt von einem, dass man zwei Dinge gleichzeitig tut, die man aber nur selten tut:

- Im Alltag lernt man eher: Ist man verständnisvoll und zugewandt, dann wehrt man sich meist nicht.
- Wehr man sich, dann ist man meist nicht verständnisvoll, sondern eher aggressiv.

Im Alltag lernt man im Grunde nur sehr selten, diese beiden Aspekte *gleichzeitig* zu realisieren: Man hat subjektiv eher den Eindruck, dass sie sich gegenseitig ausschließen.

Das tun sie aber nicht: Denn die Zuwendung ist eine Botschaft auf der Beziehungsebene und die Abgrenzung ist eine Botschaft auf der Inhaltsebene – daher gibt es gar keinen Widerspruch. Da man aber in der Regel nicht gewohnt ist, beides gleichzeitig zu tun, muss man das meist trainieren.

Das aber lohnt sich: Sie werden merken, dass man sich sehr wohl sehr sozial verträglich abgrenzen kann, ohne dass IP böse sind, wenn man so vorgeht! Auf diese Weise können Sie deutliche Grenzen setzen, aber trotzdem eine gute Beziehung aufrechterhalten.

14.4.2 Strategie „Manipulation transparent machen"

Eine der wirksamsten Strategien, die man gegen Manipulation einsetzen kann, besteht darin, die Manipulation transparent zu machen.

Um das zu verstehen, muss man sich noch einmal die Struktur einer Manipulation klar machen. Manipulation bedeutet,

- dass ein IP will, dass ich etwas tue oder nicht tue,
- von dem er annimmt, dass ich es freiwillig nicht tun würde,
- damit hat er immer eine bestimmte Intention, er will etwas von mir,
- diese Intention wird aber nicht offen gelegt, sondern verschleiert.
- Um zu erreichen, was er will, sendet er bestimmte Images und Appelle
- und er realisiert unter Umständen komplexere Strategien.

Damit wird deutlich, dass ein sehr wesentlicher Aspekt jeder Manipulation die *Intransparenz* ist: Ich verfolge Ziele, die ich tarne, ich gebe Ziele vor, die ich nicht habe, ich sende Images, die nicht stimmen, ich stelle mich als bedürftig dar, was ich gar nicht bin usw.

Manipulation lebt von Täuschung, von Tarnung und von Verschleierung.

Ohne diese Aspekte funktionieren Manipulationen in aller Regel nicht: Denn wenn ein IP durchschaut, was ich wirklich will, erkennt, was ich mache usw., dann wird er sich mit sehr hoher Wahrscheinlichkeit gar nicht mehr manipulieren lassen! Wenn z. B. in dem Kopfschmerz-Poker-Beispiel der Mann erkennt, dass die Frau gar keine Kopfschmerzen hat und dass sie ihn „austricksen" will, wird er sich sicher nicht manipulieren lassen: Vielmehr wird er unter Umständen ärgerlich werden und genau das Gegenteil von dem tun, was er möchte.

Daher gilt in aller Regel: Macht eine Person eine Manipulation eines IP transparent, dann funktioniert diese nicht mehr! Die Manipulation „greift" nicht mehr, die

Person lässt sich eben nicht mehr täuschen und damit lässt sie sich auch nicht mehr einspannen!

Für solche Transparenz-Strategien möchte ich nun einige Beispiele geben: Ein Mann spielt seiner Partnerin gegenüber das Blöd-Spiel: „Schatz, ich kann im Badezimmer die Kacheln nicht putzen. Ich kriege das einfach nicht streifenfrei hin. Ich habe das schon oft versucht, aber es klappt einfach nicht. Damit verschwende ich nur meine Zeit."

Daraufhin kann die Frau, nett, freundlich, aber deutlich sagen:

- Schatz, offenbar möchtest Du Dich davor drücken, das Badezimmer zu putzen.
- Du glaubst bitte nicht im Ernst, dass ich Dir abnehme, dass Du Kacheln nicht putzen kannst? Und sollte das der Fall sein, dann solltest Du das dringend lernen und zwar jetzt!
- Möchtest Du mir damit sagen, Deine Zeit sei viel wichtiger als meine?
- Willst Du mir mitteilen, die Arbeit sei unter Deiner Würde, aber nicht unter meiner?

Beispiel 2: Kurz vor Arbeitsende kommt Meier auf Müller zu und sagt: „Weißt Du, ich komme gerade mit der Akte XY nicht klar. Ich muss fertig werden, aber ich habe einen wichtigen Termin, den ich nicht verschieben kann. Du kennst Dich doch mit XY gut aus und kannst das viel besser als ich. Könntest Du das mal eben für mich machen?"

Hier kann die Person z. B. sagen:

- Danke, dass Du mir das zutraust. Aber ich denke, Du kannst das selbst ganz gut und daher solltest Du das auch machen!
- Willst Du mir sagen, dass Du mich bei Bedarf für Deine Arbeiten einspannen kannst?
- Soll das bedeuten, dass Deine Zeit wertvoller ist als meine?
- Du möchtest offenbar Deinen Termin auf meine Kosten einhalten.
- Du scheinst davon auszugehen, dass ich selbstverständlich Deine Arbeit mache, wenn Du das willst.

Beispiel 3: Eine Frau sagt zu ihrem Mann: „Schatz, ich habe wieder solche Migräne. Ich halte es nicht aus! Könntest Du mal eben Mutter anrufen und ihr sagen, dass ich den Termin leider absagen muss?"
Der Mann kann sagen:

- Schatz, es tut mir leid, dass Du Migräne hast, aber einen kurzen Anruf bei Deiner Mutter kannst Du wohl noch machen?
- Möchtest Du mir sagen, dass Deine Migräne Dich völlig handlungsunfähig macht?
- Bedeutet Deine Migräne, dass ich nun alles für Dich machen muss?

Betrachtet man die Handlungsbeispiele, dann wird deutlich, dass diese in unterschiedlicher Weise konfrontativ wirken: Manche sind „harmlos", manche sind scharf.
Und, wenn Sie so handeln, dann sollten Sie nicht damit rechnen, dass der Manipulator sofort aufhört, denn er will ja, dass Sie es machen und wird nicht so schnell aufgeben.

Daraus könnte sich ein Dialog entwickeln, was ich an Beispiel 2 zeigen möchte:

- Manipulator (M) äußert: „Willst Du mir sagen, dass Du mich bei Bedarf für Deine Arbeiten einspannen kannst?
- Manipulierte Person (P): „Ich denke, dass Du das ganz gut selber kannst und wenn Du es nicht schaffst, musst Du wohl Deinen Termin absagen."
- M: „Du willst mir nicht helfen!"
- P: „Ich möchte nicht Deine Arbeit übernehmen, weil Dein Termin Dir wichtiger ist, als meine Zeit."
- M: „Ich würde das ja auch für Dich tun."
- P: „Das weiß ich nicht. Ich möchte es aber jetzt nicht tun, da ich mich von Dir eingespannt fühle."
- M: „Das ist ja Unsinn, ich bitte Dich ja nur um einen Gefallen."
- P: „Das kommt bei mir aber so an, dass Du mich für Deine Arbeit einspannst."

Durch das Beispiel soll deutlich werden:

- Macht man als Person Manipulation transparent oder grenzt man sich ab, dann *kann* der IP dies akzeptieren. Er *kann* jedoch auch „dagegenhalten" und den Druck verstärken.
- Mit einem solchen Vorgehen sollte man rechnen.
- Und dann lässt man sich nicht aus der Ruhe bringen (auch dieses Vorgehen ist nicht strafbar!).
- Auch hier bleibt man freundlich und zugewandt.
- Man setzt aber seine Strategie unbeirrt fort und macht deutlich, dass man sich auf keinen Fall manipulieren lassen wird.
- Daraufhin kann der IP beleidigt, ärgerlich u. a. reagieren: Dies sollte man dann aber als den letzten

Manipulationsversuch werten: Also muss man das aushalten! Der IP „kriegt sich wieder ein" und lernt nun, dass man nicht mehr manipulierbar ist.

14.4.3 Strategie: Auftrag klar ablehnen

Eine einfache Strategie besteht darin, den Auftrag, den der Manipulator gibt, offen und klar abzulehnen: Ist der Auftrag verdeckt, dann sollte man ihn vorher klar explizieren.

- In Beispiel 1 kann die Partnerin sagen: „Du willst, dass ich die Kacheln wische. Wir hatten ausgemacht, dass Du das übernimmst. Also tu das auch. Du wirst das schon schaffen."
- In Beispiel 2 kann Müller sagen: „Du möchtest, dass ich Deine Arbeit mache. Aber ich habe auch keine Zeit und keine Lust dazu. Wenn Du sie nicht heute machen kannst, mach sie morgen früh!"
- In Beispiel 3 kann der Partner entscheiden, ob er den Auftrag annimmt, weil seine Frau wirklich Migräne hat. Hat er aber den Eindruck, er wird schon wieder eingespannt, um „Mutter" unangenehme Nachrichten zu übermitteln und sich deren Vorwürfen auszusetzen, dann kann er sagen: „Nein Schatz, das ist Deine Mutter und Deine Verantwortung. Da solltest Du dann auch ihre Vorwürfe anhören."

14.4.4 Strategie: Authentische Verhandlung anbieten

Als Manipulierter kann man dem Manipulator aber auch eine Alternative anbieten: Offene, authentische Verhandlungen.

Denn der IP könnte ja auch offen und transparent sagen, was er nicht möchte und was er will und mit der Person verhandeln, was davon realisierbar ist.

Der Vorteil einer solchen Vorgehensweise ist *Offenheit:* Man manipuliert nicht und nimmt damit alle Nachteile davon nicht in Kauf.

Der Nachteil ist allerdings, dass man viele Ziele, die man unter Umständen über Manipulationen erreichen kann, durch offene Verhandlungen *eben nicht* erreicht.

Wenn ich mich wirklich davor drücken will, die Badezimmer-Fliesen zu putzen, dann kann ich das authentisch offen sagen. Aber man kann sich ohne große Mühe vorstellen, was die Partnerin sagt, wenn man äußert: „Weißt Du Schatz, ich will die Fliesen nicht putzen. Das ist mir zu blöd und zu anstrengend. Ich finde, das ist eine Aufgabe für Dich. Ich würde Dich gerne dafür einspannen."

Es drängt sich geradezu die Phantasie auf, dass sie sagt: „Selbstverständlich, Schatz, ich entbinde Dich von allen unangenehmen Aufgaben und mache alle Arbeit allein, damit Du in Ruhe faulenzen kannst."

Nicht übermäßig wahrscheinlich!

Damit wird aber sehr deutlich: Bestimmte interaktionelle Ziele lassen sich auf nicht-manipulativem Wege einfach nicht erreichen!

Entscheide ich mich konsequent für ein interaktionelles Verhandlungsmodell, dann werde ich konsequenterweise auf bestimmte Ziele verzichten müssen.

15

Einige Schlussbemerkungen

Nachdem nun ausgeführt wurde, wie man einigermaßen
konstruktiv mit schwierigen Interaktionssituationen
umgehen kann, soll das Buch in diesem Kapitel mit ein
paar Reflexionen enden, die sich mit der Umsetzung dieser
Strategien befassen. Diese Reflexionen befassen sich vor
allem mit der Frage, welche „innere Haltung" man als
Person einnehmen kann, um mit solchen Problemen entspannt und gelassen umgehen zu können.

15.1 Persönliche Blockaden

Gerate ich als Person in eine schwierige Interaktionssituation, dann können sehr schnell meine eigenen
Schemata getriggert werden: Und wenn das der Fall ist,
dann kann ich rational genau wissen, wie ich handeln
könnte und sollte, ich kann es aber faktisch nicht, da ich
unter Umständen selbst massiv verärgert bin.

© Der/die Autor(en), exklusiv lizenziert durch Springer-Verlag
GmbH, DE, ein Teil von Springer Nature 2021
R. Sachse, *Warum Gespräche scheitern*,
https://doi.org/10.1007/978-3-662-63475-2_15

Daher möchte ich mich zum Schluss noch mit der Frage befassen, wie man als „betroffener" IP mit solchen Situationen einigermaßen gelassen umgehen kann.

15.2 Innere Haltung

Wie ausgeführt ist es hilfreich, wenn man einer schwierigen Interaktionssituation ausgesetzt ist, ruhig und entspannt zu bleiben.

Aber das ist natürlich einfacher gesagt als getan! Denn bei der Person laufen unter Umständen sehr schnell Interpretationsprozesse ab, die zu ungünstigem Interaktionsverhalten führen können (z. B. aggressives Handeln).

Um dies unter Kontrolle zu bekommen, kann es helfen, sich selbst einige Dinge völlig klar zu machen, also selbst eine bestimmte Haltung solchen schwierigen Interaktionssituationen gegenüber zu entwickeln.

Eine solche Haltung zu haben bedeutet, bestimmte Annahmen zu machen bzw. nicht zu machen, bestimmte Erwartungen zu haben bzw. nicht zu haben usw.

15.3 Normalität

Eine besonders wichtige Annahme ist die der *Normalität.*

Hilfreich ist es, wenn es gelingt, sich klarzumachen, dass solche Situationen *völlig normal sind,* dass sie in jeder Beziehung vorkommen und dass man sie nie völlig vermeiden kann: Sie sind ein integraler Bestandteil jeder Art von Beziehung!

„Normalität" hat aber noch einen anderen wichtigen Aspekt: Es wäre auch gut, sich selbst klar zu machen, dass man nicht nur durch IP in solche Situationen „gebracht" wird, sondern dass man auch IP in solche Situationen bringt und auch das wird man mit Sicherheit tun!

Und: Was man selbst tut, sollte man anderen auch zugestehen. Und da man das selbst tut, hat man auch keine Veranlassung, sich über IP zu ärgern oder denen Vorwürfe zu machen. Denken Sie daran: Wer in einem Glashaus sitzt, sollte nicht einmal daran denken, Steine anzufassen.

Wenn Ihnen also klar wird, dass es sich bei schwierigen Interaktionssituationen zwar um Situationen handelt, die unangenehm sind und die Anstrengung usw. erfordern, die andererseits aber völlig normal sind und die man auch selbst produziert, dann muss man sich nicht mehr aufregen. In diesem Fall erwartet man auch vom IP nicht, dass der einen „verschonen" wird. Und wenn man das gar nicht erwartet, dann ärgert man sich meist auch nicht über ein solches Handeln von IP.

Versuchen Sie wirklich, eine Haltung einzunehmen: *Dass IP das tun, ist nicht strafbar, aber zwecklos!*

Man muss nicht sauer werden, sich nicht aufregen, nicht „zurückschlagen" o. a., sondern kann ganz „normal" damit umgehen.

Das bedeutet aber nun gerade *nicht,* dass man „sich alles gefallen lassen muss": Wie wir gesehen haben, kann man sehr konstruktiv damit umgehen und sollte das auch tun.

15.4 Man ist nicht als Person gemeint

Analysiert man schwierige Interaktionssituationen, wie wir es getan haben, dann ist auch klar, dass eine Person, die in eine schwierige Interaktionssituation kommt, das in der Regel durch eigenes Handeln ausgelöst hat: Sie hat dadurch „Schemata des IP getriggert". Dafür hat sie gewissermaßen auch die Verantwortung.

Aber das allein erklärt nicht, warum dann der IP so problematisch reagiert: Das liegt an *seinen* Schemata und den dadurch bedingten Interpretationen. Diese individuellen Schemata sind es, auf die das problematische Handeln dann zurückgeht.

Und diese Schemata können dann durch viele IP ausgelöst werden. Wird dann ein Schema durch mein Handeln „getriggert", dann kann ich mir selbst klarmachen, dass es nicht an meiner Person liegt, sondern an meinem Handeln und ein solches Handeln kann durch viele andere Personen auch realisiert werden: Mit dem gleichen Ergebnis! Daraus folgt aber, dass die heftige Reaktion, die ein IP dann zeigt, nur an dem Stimulus liegt (der durch ganz verschiedene Personen realisiert werden kann!), nicht an mir als Person.

Reagiert mein IP also ärgerlich, dann kann ich mir klarmachen, *dass ich als Person gar nicht gemeint bin:* Ich habe nur versehentlich „in ein Fettnäpfchen getreten".

Auch dies kann mich persönlich entlasten: Denn wenn ich gar nicht persönlich gemeint bin, muss ich mich auch nicht aufregen!

Alle diese Überlegungen können dabei helfen, in schwierigen Interaktionssituationen *gelassen* zu bleiben: Und damit

- kann man freundlich und zugewandt bleiben,
- kann man Hochschaukelungen vermeiden,
- kann man „einen klaren Kopf behalten"
- und angemessen reagieren!

15.5 Akute Krisen

Gerade in Partnerschaften kann es aber schwierig werden, so zu handeln: Man sagt etwas „Harmloses" und wird angemault und dann kann es sein, dass man ganz spontan ebenfalls heftig reagiert (nach der Devise: das Imperium schlägt zurück).

Damit kann ich aber meinen IP wieder triggern und die Interaktion schaukelt sich innerhalb von Sekunden hoch. Das ist aber wenig hilfreich, denn es erschwert echte Verhandlungen, erzeugt zusätzlichen Ärger und kann die Beziehung (zusätzlich) verschlechtern.

Neigt ein Paar zu solchen Hochschaukelungen, dann macht es Sinn, „Stopper" einzubauen: Also z. B. zu vereinbaren, eine Zeit lang „aus dem Feld zu gehen", den Prozess zu unterbrechen und erst mal „die Klappe zu halten". Man geht dann am besten in verschiedene Zimmer.

Ärger klingt meistens nach relativ kurzer Zeit wieder ab und sobald man „sich wieder eingekriegt hat", kann man wieder aufeinander zugehen: Man kann sich entschuldigen, Verhandlungsbereitschaft signalisieren, anbieten, das Problem zu klären und Lösungen zu suchen.

Sich nur „zu fetzen" bringt gar nichts: Es macht Sinn, dem anderen mitzuteilen, was einen stört oder unzufrieden macht, aber es macht auch Sinn, dann darüber zu verhandeln, wie man das Problem lösen kann.

Streit ist an sich ok, Streit kann Vieles klären und „auf den Tisch bringen": Aber irgendwann muss man damit aufhören und konstruktiv verhandeln!

Schafft man es nicht, das zu tun, kann sich eine Paartherapie als günstig erweisen.

15.6 Vermeidung von Kontakt

Schafft man es als Person, in solcher Weise konstruktiv mit schwierigen Interaktionssituationen umzugehen, kann man viele Probleme massiv entschärfen. Man kann durch komplementäres Handeln Beziehungen stark verbessern und selbst, wenn man sich nicht anfreundet, kann man sich auf einen Modus „friedlicher Koexistenz" einigen.

Aber machen wir uns nichts vor: Es gibt immer mal IP, die man nicht erreicht, die einfach „auf Krawall gebürstet" sind und die nicht kooperativ sein wollen.

Und dann macht man leider die Erfahrung, dass alle Versuche, schwierige Interaktionssituationen zu bewältigen, entweder direkt scheitern oder dass sie langfristig keine Verbesserung der Interaktion bewirken. Man kann eben nicht alle Probleme lösen und nicht alle IP erreichen.

Hat man es mehrfach versucht, ohne dass sich etwas verbessert, dann sollte man darüber nachdenken, ob es erforderlich ist, den Kontakt zu diesem IP auf ein Minimum zu beschränken (falls das vom Kontext her möglich ist).

Vor allem aber sollte man seine Erwartungen reduzieren. Man sollte sich klarmachen,

- dass der IP sein Handeln wohl nicht verändern wird,
- und dass es keinen Sinn macht, das zu erwarten,
- dass das eigene Handeln nichts bewirken wird,
- und dass man das akzeptieren muss.

Das kann einem helfen, wieder einigermaßen entspannt mit der Situation umzugehen: Man geht in die Interaktion mit der Vorstellung „I do my very best", ich verhalte mich, so gut ich kann, ich erwarte wenig und stelle mich auf Probleme ein. Und kommen dann, wie erwartet, die Probleme, kann ich ganz gelassen bleiben und darauf achten, was *ich* tue und nicht darauf, ob das beim IP etwas bewirkt: Denn von dieser Idee habe ich mich inzwischen vollständig verabschiedet!

15.7 Authentizität

Wenn man sich fragt, welche Art von Handeln am Positivsten auf Beziehungen wirkt, am ehesten zu einer guten Beziehung beiträgt, dann ist das *Authentizität.*

Authentizität bedeutet, dass man sich bemüht, transparent zu sein, seine Ziele und Absichten offen zu legen oder zumindest nicht zu tarnen, offen zu äußern, was einen stört, sich selbst zu zeigen, seine Vorlieben, Schwächen, Zweifel usw.

Denn ein solches Handeln ist für IP äußerst positiv, denn

- der IP weiß, mit wem er es zu tun hat,
- er weiß, was ich will, wo ich empfindlich bin u. a. und kann sich darauf einstellen,
- er weiß, was ich von ihm will und er kann sich frei entscheiden, ob er darauf eingehen will oder nicht,
- er weiß, dass er mir vertrauen kann,
- er weiß, dass er nicht manipuliert, hintergangen u. ä. wird,
- er kann sich deshalb auf eine Beziehung zu mir einlassen.

Der Film „Und täglich grüßt das Murmeltier" macht sehr plastisch deutlich, dass alle manipulativen Strategien letztlich scheitern, wenn es darum geht, eine wirkliche

Beziehung aufzubauen und dass Authentizität das Einzige ist, was letztlich hilft.

Nun ist es aber nicht so leicht, authentisch zu sein: Denn wenn man sich vornimmt, authentisch zu sein, läuft man Gefahr, in eine Paradoxie zu geraten.

Was man aber sinnvollerweise kann, ist sich vorzunehmen, alle Aspekte bewusst zu kontrollieren, die Authentizität behindern. So kann man z. B.

- versuchen, das Senden eigener Images in Grenzen zu halten,
- versuchen, eigene Tendenzen zur Manipulation zu kontrollieren,
- sich bemühen, selbst zu wissen, was man möchte und das anderen auch zu zeigen,
- sich bemühen, IP auch eigene Schwächen, Zweifel, Unsicherheiten zu zeigen,
- sich bemühen, den IP auch offen zu sagen, was man nicht möchte, was einen stört usw.

Aber auch hier sollte man sich besser keine Illusionen machen: Natürlich kann man nie „vollständig" authentisch sein, man kann auch nicht in allen Kontexten authentisch sein!

Wir alle sind hin und wieder manipulativ, senden Images, haben Geheimnisse, lassen andere nicht in die Karten gucken usw. Das ist auch alles völlig ok, vorausgesetzt, man kann auch, zumindest bestimmten Personen gegenüber, in bestimmten Kontexten authentisch sein!

Und natürlich gibt es auch Situationen, in denen es (hochgradig) ungünstig ist, authentisch zu sein: Man zeigt einem Vorgesetzten besser nicht Schwächen, man sagt einem IP etwas nicht, wenn ihn der Inhalt des Gesagten verletzen könnte usw.

Daher geht es auf keinen Fall darum, „immer" authentisch zu sein, aber es geht darum, authentisch sein zu *können!*

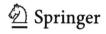
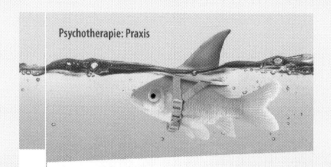

Psychotherapie: Praxis

Rainer Sachse

Psychologie der Selbsttäuschung

Belastungen und Ressourcen
einer verkannten Kompetenz

Springer

Printed in the United States
by Baker & Taylor Publisher Services